中西医结合诊疗手册系列丛书

中西医结合眼科临床手册

张殷建　主编

U0199970

科学出版社

北京

内 容 简 介

本书以中西医结合思想为指导,既注重中医学辨证论治、同病异治、异病同治的学术特点,也吸收近年来总结的辨病和辨证相结合、微观辨证和宏观辨证相结合、传统药学和现代药理相结合的新学术观点。本书分定义、诊断要点、鉴别诊断、治疗等部分,简明扼要地介绍了眼科临床常见病、多发病和部分具有中西医结合诊疗特色的疾病约 60 种。病种选择上结合了近年来中医、中西医结合眼科住院医师规范培训要求,选入病种以常见病、多发病为主;诊疗方案上结合了国家中医药管理局"十五""十一五""十二五"眼科重点病种及眼病诊疗指南;结构体系上让证型更贴切临床实际,做到让低年资医师看得懂、用得上;治疗上结合海派中医特色,提供一些编者传承及多年实践的经验。

本书适合中医、中西医结合的住院医师及规范化培训生参考,也适合于中医、中西医结合眼科医师,眼病学硕、博士研究生参考。

图书在版编目(CIP)数据

中西医结合眼科临床手册/张殷建主编.—北京:
科学出版社,2016.1
(中西医结合诊疗手册系列丛书)
ISBN 978-7-03-045886-5

Ⅰ.①中… Ⅱ.①张… Ⅲ.①眼病-中西医结合疗法
-手册 Ⅳ.①R770.5-62

中国版本图书馆 CIP 数据核字(2015)第 234329 号

责任编辑:潘志坚 陆纯燕
责任印制:谭宏宇 / 封面设计:殷 靓

科学出版社 出版
北京东黄城根北街 16 号
邮政编码:100717
http://www.sciencep.com

南京展望文化发展有限公司排版
当纳利(上海)信息技术有限公司印刷
科学出版社出版 各地新华书店经销

*

2016 年 1 月第 一 版 开本:787×1092 1/32
2019 年 5 月第四次印刷 印张:7 ½
字数:187 000
定价:46.00 元

中西医结合眼科临床手册
编辑委员会

前　言

随着近年来人民生活水平的巨大进步,信息化时代的到来,人们对于眼病的诊疗要求也日益提高,眼病直接影响人们的生活质量。尤其是一部分慢性眼病治疗较棘手,甚至耗资巨大,也给广大人民群众带来了沉重的负担。当单纯西医治疗感到困难时,中西医结合眼病治疗却显示出其优势,并取得一定的临床成就,这不但使许多难治性眼病有了改善甚至治愈的希望,而且在学术上形成了具有海派中医特色的中医眼病学派,并日益受到世界科学界的重视。

出版本书,不仅是祖国近几十年来中西医结合眼科临床事业的总结和提高,也是对中西医结合眼病诊疗的一种规范化、系统化工作,给临床住院医师规范培训及低年资专科医师提供一本深入浅出、看得懂、用得上的眼科手册,这也必将极大地提高中医、中西医结合眼科临床诊疗水平,更进一步推进中西医结合眼病学事业的发展。

本书编委全是一线临床医师，有高年资、高威望的主任、教授，也有中年一线骨干，还有部分年轻新锐，充分做到老、中、青三结合，保证了本书的质量和先进性。

本书编写参考了《中医眼科学》(曾庆华)、《全国中医眼科名家学术经验集》(彭清华)、《中西医结合眼科学》(段俊国)、《眼科全书》(李凤鸣)、《中医眼科全书》(唐由之)、《眼底病学》(张承芬)等书。

本书以临床常见病为主，简明实用。应用于中医、中西医结合眼科临床，适合医科大学学生，特别是中医、中西医结合专业的住院医师及规范化培训生参考，也适合于中医、中西医结合眼科医师，眼病学硕、博士研究生参考。

主　编

2015.7.15

目　录

第二章　内眼病 ·············· 91

第一章

外 眼 病

第一章

代数群

睑腺炎（针眼）

【定义】

睑腺炎指眼睑腺体的细菌性感染。因有麦粒样疖肿，又称为麦粒肿。睫毛毛囊或其附属的皮脂腺或变态汗腺感染称外睑腺炎或外麦粒肿；睑板腺感染称内麦粒肿。本病上、下睑均可发生，可单眼或双眼发病。

本病属于中医学"针眼"范畴，又称土疳、土疡、偷针。

【诊断要点】

1. **临床表现** 眼睑局部以肿胀、疼痛、痒为主。一般初期多肿、痒，中期肿、痛为主，脓成溃破后诸症减轻，红肿渐消。病情严重时可伴有发热、恶寒、头痛等症状。

2. **眼科检查** 初起眼睑局部肿胀、微红、疼痛拒按，且可触及形似麦粒的硬结，甚至红肿焮热，眼睑硬结压痛拒按。继之红肿局限，硬结软化成脓，随之脓点溃破，积脓一经溃破排出，红肿迅速消退，疼痛随之减轻。外睑腺炎脓成溃破在眼睑边缘，内睑腺炎溃破在眼睑内的睑板面。若病变靠近外眦部，则疼痛明显，可见患侧球结膜反应性充血水肿明显，甚至脱出睑裂之外。严重时炎症由一个腺体扩展到其他腺体可形成多个脓点，有时伴有恶寒、发热、头痛等全身症状，耳前淋巴结肿大并有压痛。儿童、老人及慢性消耗性疾病患者，由于体弱、抵抗力差，睑腺炎症可能在眼睑皮下组织扩散，演变为眼睑蜂窝织炎，此时整个眼睑红肿，并可累及同侧面部，眼睑睁开困难，触之坚硬而压痛明显。

3. 特殊检查

(1) 血常规检查：可见白细胞总数及中性粒细胞比例增高。

(2) 细菌培养及药物敏感试验：可协助病因诊断和选择敏感药物。本病多为葡萄球菌感染，最常见的是金黄色葡萄球菌。

【鉴别诊断】

1. 眼睑蜂窝织炎（眼丹）　两者均有眼睑红肿、疼痛，但眼睑蜂窝织炎眼睑赤痛漫肿、质硬拒按，常有恶寒发热、头痛等全身症状。

2. 睑板腺囊肿（胞生痰核）　两者均有眼睑结节，但睑板腺囊肿眼睑肿块位于眼睑皮下，不红不痛，边界清晰，一般不化脓，病势缓。

【治疗】

1. 中医治疗

(1) 辨证论治

1）风热客证：眼睑局部肿胀、发痒、微红，可扪及硬结，压痛，头痛，发热，乏力。苔黄，脉浮数。

治法：祛风清热，消肿散结。

方药：银翘散加减。

若初起痒甚者，加桑叶、菊花以助祛风止痒；若红肿较甚者，加赤芍、丹皮、当归凉血活血，消肿散结；疼痛明显者，加大青叶、蒲公英解毒消肿。

2）热毒壅盛证：眼睑红肿明显，灼热疼痛，硬结显著，甚者白睛浮肿，口渴喜饮，便秘溲黄。苔黄，脉浮数。

治法：清热解毒，消肿止痛。

方药：仙方活命饮加减。

若病变位于下睑者，加石膏、知母清泻胃火；若硬结生于眦部者，加木通、竹叶清降心火；若大便干结者，加大黄以泻火通腑。

3）脾虚夹实证：针眼反复发作，红肿硬结不明显，神疲乏力，胃纳不佳，面色萎黄。苔薄或无苔，脉细无力。

治法：健脾益气，扶正祛邪。

方药：托里消毒散。

若纳呆便结者，加麦芽、山楂、莱菔子等以健脾消食行滞；若结节难消，红肿不甚者，加薏苡仁、桔梗、昆布等软坚散结。

（2）其他疗法

1）滴眼液、眼膏治疗：清热解毒滴眼液，如熊胆滴眼液、黄芩滴眼液、秦皮滴眼液，或抗感染滴眼液、眼膏。

2）湿热敷治疗：一般适用于本病初期，局部湿热敷可以促进血液循环，以助炎症消散。

3）手术治疗：针对脓已成，作切开引流排脓术。必要时置引流条，每日换药至愈。切开排脓要注意皮面切口应与睑缘平行，眼睑内的切口应与睑缘垂直。

4）针刺治疗：以泻法为主，选太阳、风池、合谷、丝竹空，以疏风清热，消肿止痛；脾虚可加足三里、脾俞、胃俞。每日1次。

5）放血治疗：耳尖或合谷、太阳，三棱针点刺放血，以泻热止痛消肿，每日1次。

2. 西医治疗　①抗生素滴眼液滴眼：如氧氟沙星滴眼液、妥布霉素滴眼液等，每日3～4次。②眼膏涂眼：局部或结膜囊内涂抗生素眼膏，每日1～2次，以控制感染。

脓成后可切开排脓。出现全身症状时，应及早全身使用抗生素。

【预防调护】

（1）注意眼睑局部卫生，不同脏手、脏物揉擦眼部，眼部美容时应先清洁眼部皮肤。

（2）不要偏食辛辣、燥热、肥甘之品。

（3）切忌不适当的挤压排脓，以防炎症向眶内、颅内扩散。

（4）反复发作者，应检查有无屈光不正、糖尿病等，以消除诱因。

睑板腺囊肿(胞生痰核)

【定义】

睑板腺囊肿指睑板腺特发性无菌性的慢性肉芽肿性炎症,又称霰粒肿。它有纤维结缔组织包裹,囊内含有睑板腺分泌物及包括巨细胞在内的慢性炎症细胞浸润。本病一般以上睑多见,也可以上、下睑或双眼同时发生单个或多个,亦常见有反复发作者。本病病程进展缓慢,多见于青少年或中年人,可能与睑板腺分泌功能旺盛有关。

本病属于中医学"胞生痰核"范畴,又称脾生痰核、胞睑痰核、目疣。

【诊断要点】

1. **临床表现** 睑内肿块小者,无明显自觉症状;肿块较大者,眼睑可有重坠感;一般无疼痛。若肿块于睑内破溃而生肉芽肿者,可有异物样摩擦感,若继发感染,其表现与内睑腺炎相同。

2. **眼科检查** 眼睑皮下可触及一圆形肿块,大小不一,较大者可使眼睑皮肤局部隆起,无明显压痛,略有弹性,边界清,与皮肤不粘连;翻转眼睑时,相应的睑结膜面可见一紫红色或灰蓝色的圆形病灶,微隆起。小的囊肿部分可自行吸收,但多数长期不变,或逐渐长大,质地变软;囊肿也可自行破溃,排出胶样内容物后,在睑结膜面形成肉芽肿或皮下形成黯紫红色的肉芽组织。

3. **特殊检查** 对于老年患者,其肿块质硬,呈结节状,与皮肤有粘连,或经手术切除后又多次复发,应考虑睑板腺癌的可能,可做病理检查。

【鉴别诊断】

需与睑腺炎(针眼)相鉴别。睑板腺囊肿病位在眼睑皮下,可触及圆形肿块,与皮肤不粘连,不红不痛,一般不化脓,病势缓;睑腺炎病位多在近睑缘或睑内,有触痛、硬结、红肿疼痛明显,常化脓溃破,病势急。

【治疗】

1. 中医治疗

(1) 辨证论治

1) 痰湿互结证:眼睑皮下可触及肿块,压之不痛,推之可移,皮色不变,与皮肤不粘连;若肿块较大者,眼睑有重坠感,睑结膜面呈灰蓝色。舌淡,苔白,脉缓。

治法:化痰软坚散结。

方药:化坚二陈汤加减。

亦可加赤芍、桃仁活血行滞。若肿块日久不散者,加夏枯草、浙贝母软坚散结。

2) 痰热互结证:眼睑肿胀,有沙涩感,眼睑肿块处皮色微红,相应的睑结膜面呈紫红色。舌红,苔黄,脉滑数。

治法:清热化痰散结。

方药:黄连温胆汤加减。

亦可加僵蚕、天花粉以增强散结之力。若睑内紫红显著者,加丹皮、栀子清热凉血。

(2) 其他疗法

1) 局部按摩或湿热敷治疗:适用于本病初起,可促其气血畅行,以利散结。

2) 外敷治疗:可用中药内服方再煎取汁作湿热敷;或取生南星加冰片少许研末,醋调敷患处皮肤面。

2. 西医治疗

(1) 局部可用甲基泼尼松龙注射于近肿块处的结膜下;或用曲安奈德直接注射在肿块内,对部分病例有效。

（2）若睑结膜面病灶紫红明显伴压痛者,可滴抗生素滴眼液,每日 3～5 次。

（3）肿块大或已破溃形成肉芽肿者,宜在局部麻醉下手术切开刮除。手术时用睑板腺囊肿夹夹住硬块部分,翻转眼睑,在睑内面做与睑缘相垂直的切口,切开睑结膜及囊肿内壁,刮出囊肿内容物,并向两侧分离囊肿壁,将囊壁摘除。若已在睑内面破溃生肉芽者,先剪除肉芽后,再摘除囊壁。术毕压迫止血,涂消炎眼膏,加眼垫包扎术眼,次日换药即可除去眼垫。

【预防调护】

（1）若肿块表面出现红肿现象,需待红肿消除后方可手术治疗。

（2）若系老年人,术后复发且肿块迅速增大者,须作病理检查以排除肿瘤。

（3）注意饮食调护,辛辣煎炸不宜太过。

睑缘炎(睑弦赤烂)

【定义】

睑缘炎指发生在睑缘皮肤、睫毛毛囊及腺体组织的亚急性或慢性炎症。常双眼发病,病情较为顽固,愈后可复发。临床上分为鳞屑性睑缘炎、溃疡性睑缘炎和眦部睑缘炎三种。

本病属于中医学"睑弦赤烂"范畴,又称风弦赤眼、沿眶赤烂、烂边眼、眦帷赤烂、目赤烂眦。婴幼儿患此病者,称胎风赤烂。

【诊断要点】

1. **临床表现** 患眼睑缘或眦部灼热疼痛,刺痒难忍,可伴有干涩、畏光。

2. **眼科检查** 根据病变的部位及程度不同,其体征有一定的差异。

(1) 鳞屑性睑缘炎:睑缘及睫毛根部有糠皮样鳞屑附着,色蜡黄或灰白,清除后可见睑缘充血、潮红,但无溃疡,无脓点。睫毛易脱落,但可复生。

(2) 溃疡性睑缘炎:睑缘充血肿胀,有散在的小脓疱,睫毛根部有黄色脓痂附着,除去痂皮后有脓液渗出,并露出小溃疡。睫毛常与脓痂黏结成束状,随痂皮剥脱而睫毛脱落,脱落的睫毛往往不能再生而形成秃睫;或睫毛乱生而排列不整,如倒向角膜,可引起角膜损伤,产生疼痛、畏光等症状。患病日久或久治不愈者,可引起睑缘肥厚变形,外翻溢泪,下睑湿疹等。

(3) 眦部睑缘炎:眼睑内、外眦皮肤充血,浸渍糜烂,有时有小皲裂和出血;眦部常附着少量黄白色分泌物,多合并眦部结膜炎。

【鉴别诊断】

需与眼睑皮肤炎（风赤疮痍）相鉴别。虽然两者均在眼睑发生充血、潮红、溃疡，但睑缘炎的病变局限于眦部睑缘，不波及睑皮肤面；与之相反，眼睑皮肤炎以眼睑皮肤的病变为主，一般不波及睑缘。

【治疗】

1. 中医治疗

（1）辨证论治

1）风热偏盛证：睑缘红赤，睫毛根部有糠皮样鳞屑，灼热刺痒，干涩不适。舌红，苔薄黄，脉浮数。

治法：祛风止痒，凉血清热。

方药：银翘散加减。

亦可加赤芍清热凉血；或加蝉蜕、乌梢蛇等祛风止痒；或加天花粉生津润燥。

2）湿热偏盛证：睑缘红赤溃烂，溢脓出血，眵泪胶黏，睫毛脱落或秃睫，疼痛并作。舌红，苔黄腻，脉濡数。

治法：清热除湿，祛风止痒。

方药：除湿汤加减。

若痛痒明显者，加白蒺藜、白鲜皮、夏枯草疏风止痛止痒；若糜烂脓多者，加苦参、栀子、蒲公英清热解毒除湿。

3）心火上炎证：眦部睑缘红赤糜烂，甚至皲裂出血，灼热刺痒，小便短赤。舌红，苔黄，脉数。

治法：清心泻火，佐以祛风。

方药：导赤散合黄连解毒汤加减。

若刺痒较重者，加蝉蜕、乌梢蛇祛风止痒；若糜烂显著者，加茵陈、车前子清热利湿；若眦部结膜充血者，加丹皮、赤芍凉血退赤。

（2）其他疗法

1）鳞屑性睑缘炎：用生理盐水或3%硼酸溶液清洁局部，并以湿棉签拭去鳞屑后涂抗生素眼膏。痊愈后还应坚持用药2周，以防复发。

2）溃疡性睑缘炎：用3‰硼酸溶液或生理盐水清洗睑缘，除去痂皮及已经松脱的睫毛，清除毛囊中的脓液，然后用涂有抗生素眼膏的棉签在睑缘按摩，治疗持续到炎症完全消退后2～3周。

3）眦部睑缘炎：用0.25‰～0.5‰硫酸锌滴眼液滴眼；睑缘及其附近病损处先涂3‰硼酸液，再涂2‰氧化锌眼膏。

4）外洗治疗：对于不同类型的睑缘炎均可使用，偏风重者，用二圣散；偏湿重者，用疏风散湿汤；偏热重者，用万金膏等。煎水去渣外洗。

2. 西医治疗　选用抗生素滴眼液或眼膏治疗，对于眦部睑缘炎者，可内服复合维生素或维生素 B_2。

【预防调护】

（1）注意饮食调节，少食辛辣炙煿及肥甘厚味之物，以防助湿生热。

（2）注意个人卫生，除去各种诱因，避免过用目力，防止风沙、烟尘对眼的过度刺激。

（3）已患病者，避免因眼痒不适而揉搓，应及早治疗以免病情加重。

接触性眼睑皮炎（风赤疮痍）

【定义】

接触性眼睑皮炎指眼睑皮肤对某种致敏原所产生的过敏反应。眼睑可被单独侵犯，亦可是头面部皮肤过敏反应的部分表现。单眼或双眼发病，以营养不良及过敏体质者多见。

本病属于中医学"风赤疮痍"范畴。

【诊断要点】

1. 临床表现　患眼眼部发痒及有灼热感，甚则全身发热恶寒。

2. 眼科检查

（1）急性者：眼睑突发红肿，随即出现丘疹、水疱或脓疱，疱内为微黄黏稠渗液，继则糜烂结痂、脱屑。有时睑结膜肥厚充血。

（2）亚急性者：症状发生较慢，但常迁延不愈。

（3）慢性者：眼睑皮肤肥厚粗糙，表面有鳞屑样物脱落，呈苔癣状。

【鉴别诊断】

需与睑缘炎相鉴别（详见"睑缘炎"）。

【治疗】

1. 中医治疗

（1）辨证论治

1）风热侵袭证：病初起，眼睑皮肤灼热瘙痒，皮色红赤肿胀，间有丘疹。舌淡红，苔薄黄，脉浮数。

治法：祛风清热。

方药：消风散加减。

亦可去辛温之羌活、益气恋邪之人参；或加连翘、黄芩清热。若红赤明显者，加丹皮、栀子以凉血退赤；若肿胀显著者，加金银花、蒲公英以解毒消肿。

2）湿热内蕴证：眼睑红肿而灼热，水疱、脓疱并见，渗液糜烂，痂皮污秽。舌红，苔黄腻，脉濡数。

治法：清热除湿。

方药：清脾散加减。

若水疱多而渗出明显者，加茵陈、猪苓以淡渗利湿；若脓疱灼热而痛者，加大青叶、蒲公英清热止痛。

3）血虚风燥证：病情迁延，眼睑皮肤奇痒，粗糙肥厚，表面有鳞屑。舌淡红，苔少或无苔，脉弱。

治法：养血祛风。

方药：当归饮子加减。

若眼睑瘙痒显著者，加蝉蜕、僵蚕以祛风止痒；若搔抓后又现红赤糜烂者，加丹皮、车前子以凉血利湿。

（2）其他疗法

1）急性期渗液明显者，可用3%硼酸液冷湿敷，或滑石粉撒布患处，或青黛散外搽；结膜囊内滴0.025%地塞米松等糖皮质激素类滴眼液；眼睑渗液停止后，可涂可的松等糖皮质激素类眼膏。慢性期眼睑皮肤近于干燥的病变，可涂5%氧化锌软膏或糖皮质激素类眼膏。

2）中药超声雾化治疗：可用银黄注射液、肿节风注射液等作雾化液，治疗时出雾口正对患处，每次10～15 min，每日1～2次。

2. 西医治疗　口服维生素C及抗组胺药，如氯苯那敏、开瑞坦、咪唑斯汀缓释片等。反应严重者，可口服泼尼松或地塞米松等糖皮质激素。

【预防调护】

（1）注意局部清洁，不宜包扎患眼。

（2）眼睑皮肤渗液较多者，应及时用消毒棉球拭去，禁止搔抓。

（3）少食辛辣炙煿之品，以免助热化火，加重病情。

（4）有对某种药物或化学物质过敏者，日后勿再使用。

病毒性眼睑皮炎（风赤疮痍）

【定义】

根据感染病毒的不同,常见的有单纯疱疹病毒性睑皮炎及带状疱疹病毒性睑皮炎。本病可单独发生于眼睑,亦可由邻近部位蔓延而来。

本病属于中医学"风赤疮痍"范畴。

【诊断要点】

1. **临床表现** 眼睑皮肤有不同程度的灼热疼痛感。单纯疱疹病毒引发者,疼痛较轻微;带状疱疹病毒所致者,疼痛较剧烈,发病前可有轻重不等的前驱症状,如全身不适、发热等。

2. **眼科检查**

(1) 单纯疱疹病毒性睑皮炎:病变可发生于上、下睑,以下睑多见,与三叉神经眶下支分布范围相符。初发时睑部皮肤出现丘疹,簇生成团,很快形成半透明水疱,周围有红晕,眼睑呈现水肿。其水疱易破,渗出黄色黏稠液体。1周后充血减退,肿胀减轻,水疱干枯,结痂脱落后不留瘢痕,但可有轻度的色素沉着。常有复发。如发生在睑缘处,有可能蔓延至角膜。在唇部和前庭部亦可有同样的损害。

(2) 带状疱疹病毒性睑皮炎:疱疹发生于颜面一侧,其分布以不超过鼻中线为特征。多见于上睑及额部皮肤,初起出现成簇透明的小疱,周围有红晕,疱群之间皮肤正常。数日后疱疹内的液体混浊化脓,形成溃疡,此时可出现耳前淋巴结肿大、压痛。一般数周后疱疹逐渐干枯,结痂脱落,脱痂后常留下永久性瘢痕。炎症消退后,额部、头皮的知觉数月后方可逐渐恢复。在发病过程中,可同时发生同侧眼带状疱疹性角膜炎或虹膜睫状体炎,偶尔可见眼肌麻痹;若疱疹出现在鼻侧鼻翼处,提示鼻睫神经遭受侵犯,角膜及虹膜更易受到波及。

【鉴别诊断】

1. **过敏性眼睑皮炎** 过敏性眼睑皮炎眼睑皮肤湿疹样损害,自觉症状主要为痒感、烧灼感,有红斑、丘疹、水疱、渗出、鳞屑、结痂的演变过程,局部充血水肿明显但无疼痛、压痛。慢性期皮肤肥厚、粗糙,呈苔藓样。

2. **单纯疱疹病毒性睑皮炎** 单纯疱疹病毒性睑皮炎侵犯眼睑以下睑为多,愈后不留痕迹,但易复发,常在唇部和前庭部亦可有同样的损害。

3. **带状疱疹病毒性睑皮炎** 带状疱疹病毒性睑皮炎疱疹局限于一侧,多分布于上睑皮肤、前头部、额部,不越过面部中心界限。愈后留下永久性皮肤凹陷性瘢痕,并有色素沉着。皮肤感觉在炎症消退后数月方可恢复。

【治疗】

1. 中医治疗

(1) 辨证论治

1) 脾经风热证:眼睑皮肤红赤、痒痛、灼热,起水疱;或伴发热恶寒。苔薄黄,脉浮数。

治法:清脾热,除风邪。

方药:除风清脾饮加减。

若无便秘者,去大黄、玄明粉,加赤芍、牡丹皮以清热凉血退赤,散瘀止痛;皮肤痒甚者,加薄荷、蝉蜕、木贼以疏风散邪止痒。

2) 风火上攻证:眼睑红赤,焮热疼痛难忍,水疱簇生,甚而溃烂;或伴发热寒战。舌质红,苔黄燥,脉数有力。

治法:清热解毒,疏风散邪。

方药:普济消毒饮加减。

亦可加赤芍、生地黄、牡丹皮等以加强清热凉血、散瘀止痛的作用。

3) 风湿热毒证：眼肿红赤疼痛，水疱、脓疱簇生，极痒，甚或破溃流水，糜烂；或伴胸闷纳呆，口中黏腻，饮不解渴等。舌质红，苔腻，脉滑数。

治法：祛风除湿，泻火解毒。

方药：除湿汤加减。

亦可加土茯苓、薏苡仁、金银花、蒲公英、紫花地丁等以助除湿清热解毒之力。若眼睑皮肤水疱、脓疱，破溃糜烂，极痒者，可加地肤子、白鲜皮以清利湿热止痒。

4) 肝脾毒热证：眼睑红赤痒痛，水疱、脓疱簇生，患眼异物感、疼痛，畏光流泪，睫状充血或混合性充血，角膜浸润或溃疡形成；全身可见头痛发热，口苦，溲黄便结。舌红苔黄，脉弦数。

治法：清热除湿，散邪退翳。

方药：龙胆泻肝汤加减。

亦可加地肤子、白鲜皮、金银花、防风以助疏风散邪。若角膜溃疡者，可参照"角膜炎"有关证型治疗。

（2）其他疗法

1) 疱疹未破时，可用地肤子、苦参、蛇床子、蒲公英各 30 g 煎水滤去药渣，取液待凉外洗，每日 2～3 次，以清热解毒，除湿止痛。

2) 针灸治疗：① 脾经风热者，取穴三阴交、血海、足三里、合谷、丝竹空、攒竹，每次选 2～3 穴针刺；溃烂较著者，加灸大骨空、小骨空、二间、关冲。② 肝胆湿热者，取穴太冲、风池、太阳、睛明、阳陵泉、外关，每次选 2～3 穴针刺；疼痛较剧者，加灸蠡沟、膈俞、大骨空、二间。

2. 西医治疗

（1）可于皮损处涂更昔洛韦凝胶，并可在结膜囊内滴更昔洛韦滴眼液。

（2）若并发角膜炎、虹膜睫状体炎者，应及时应用抗病毒滴眼液及眼膏治疗,并注意散瞳。

（3）疼痛剧烈者,可口服阿司匹林、止痛片减轻疼痛。

（4）带状疱疹病毒性睑皮炎者可注射胎盘球蛋白或丙种球蛋白,以提高机体抵抗力;炎症严重者,可全身应用抗病毒、抗生素及糖皮质激素。

【预防调护】

（1）应尽量保持眼睑皮肤清洁干燥,切忌搔抓。

（2）患病期间应卧床休息,睡眠充足。

（3）宜食易于消化富含营养的食物,忌辛辣厚味。

（4）平素应注意锻炼身体,增强体质,避免过劳或感冒。

眼睑蜂窝织炎(眼丹)

【定义】

眼睑蜂窝织炎即眼睑软组织的急性炎症,属于"眼睑特异性炎症"范畴,发病急剧。可单眼或双眼发病。多为眼睑的不洁或外伤后继发病原菌的感染,或重症睑腺炎蔓延扩散所致。营养不良及免疫力低下者易患本病。

本病属于中医学"眼丹"范畴,又名眼痈、覆杯。

【诊断要点】

1. **临床表现** 整个眼睑肿胀疼痛,睁眼困难,重者同侧面颊亦肿胀;伴有恶寒,发热,头痛及全身不适等。

2. **眼科检查** 上睑或上、下睑红赤肿胀、色红如丹、质硬、疼痛拒按,耳前可扪及淋巴结压痛;后期眼睑红肿逐渐局限化脓,皮肤变薄亮而色转黄白,触之有波动感,破溃后流脓血。

3. **特殊检查**

(1)血常规检查可见白细胞总数及中性粒细胞比例增高。

(2)取分泌物细菌培养可检出致病菌。

【鉴别诊断】

需与眶蜂窝织炎相鉴别。两者均有眼睑的红肿疼痛,但眶蜂窝织炎可有眼球突出,运动障碍,传入性瞳孔障碍,视力显著下降,眼底可见视盘水肿,视网膜静脉充盈,病情严重者可引起眶尖综合征,甚至感染颅内扩散,危及生命。

【治疗】

1. 中医治疗

(1) 辨证论治

1) 风毒束睑证：病初起，眼睑肿胀微红，按之较软，痒痛并作；伴有发热，头痛恶风。舌淡红，苔薄白，脉浮数。

治法：疏风消肿，清热解毒。

方药：银翘散加减。

亦可加川芎、防风疏风散邪；或加生地黄、当归助凉血活血；或加蒲公英、紫花地丁增清热解毒之功。

2) 热毒壅盛证：眼睑肿胀而质硬，皮肤红赤如涂丹，甚至紫黯，焮痛如火灼；伴有身热口渴，便秘溲赤。舌红苔黄，脉洪数。

治法：清热解毒，活血消肿。

方药：仙方活命饮加减。

亦可多加大黄、栀子以增泻火解毒之力。若胞睑肿胀焮痛者，加野菊花、紫花地丁、蒲公英以助清热解毒；若胞睑红赤或紫黯者，宜加牡丹皮、郁金、玄参以助活血消肿。

3) 热入营血证：眼睑肿胀焮热，色紫黯黑，疼痛剧烈；伴有身热烦躁，面红气粗。舌红绛，苔黄而糙，脉洪数。

治法：清热解毒，凉血散瘀。

方药：犀角地黄汤合黄连解毒汤加减。

若眼睑焮热剧痛者，加金银花、野菊花、紫花地丁、蒲公英以助清热解毒；若胞睑色紫黯黑者，加郁金、玄参以助凉血散瘀。

4) 正虚邪留证：眼睑局限脓肿，溃后脓液不尽，经久难愈；伴有面色少华，肢倦乏力。舌淡苔白，脉细弱。

治法：益气养血，托毒排脓。

方药：托里消毒丹加减。

若脓液不尽者加薏苡仁、败酱草以助托毒排脓。

(2) 其他疗法

1) 滴眼液治疗：清热类滴眼液或抗生素滴眼液滴眼，每日3～

4次。

2）外敷治疗：脓未成者,可用金黄膏外敷,或清热解毒中药水煎湿热敷,促其消散吸收。

3）手术治疗：已成脓者,须切开排脓引流,每日换药至痊愈。

2. 西医治疗　必要时全身应用足量有效的抗生素治疗。

【预防调护】

（1）未成脓者,不宜过早切开。

（2）严禁用力挤压排脓,以防脓毒扩散,出现严重并发症。

（3）饮食宜清淡,忌食辛辣炙煿之品。

上睑下垂(上胞下垂)

【定义】

上睑下垂指上睑的提上睑肌和 Müller 平滑肌的功能不全或丧失,导致上睑部分或全部下垂。轻者并不遮盖瞳孔,但影响外观;重者部分或全部遮盖瞳孔,影响视功能。病因有先天、后天之分,发病有单眼、双眼之别。

本病属于中医学"上胞下垂"范畴,又称睢目、侵风、胞垂、睑废等。

【诊断要点】

1. 临床表现

(1)先天性上睑下垂:常为双侧,但两侧不对称;有时为单侧,常伴有眼球上转运动障碍。双眼上睑下垂较明显者眼睑皮肤平滑、薄且无皱纹。如瞳孔被眼睑遮盖,患者为克服视力障碍,额肌紧缩,形成较深的横行皮肤皱纹,牵拉眉毛向上呈弓形凸起,以此提高上睑缘位置;或患者仰头视物。

(2)获得性上睑下垂:多有相关病史或伴有其他症状,如动眼神经麻痹可能伴有其他眼外肌麻痹;提上睑肌损伤有外伤史;交感神经损害有 Horner 综合征;重症肌无力所致上睑下垂具有晨轻夜重的特点,注射新斯的明后症状明显减轻。

2. **眼科检查** 双眼自然睁开向前平视时,有不同程度的睑裂变窄,上胞遮盖黑睛上缘超过 2 mm,甚至遮盖部分或全部瞳神;患者常仰头视物,或需耸肩皱额,日久则额部皱纹加深,眉毛高耸,或需用手抬起上胞方能视物。检查时用拇指紧压眉弓部,嘱患者向上注视,上胞抬举困难。

3. 特殊检查　皮下或肌内注射硫酸新斯的明 0.5 mg,15～30 min后,见上胞下垂减轻或消失者,多为重症肌无力眼睑型。

【鉴别诊断】

需与眼睑水肿相鉴别。两者均有睑裂闭合,不能睁眼的症状。不同的是眼睑水肿可伴有脸部急性炎症或循环障碍,睑裂可以张开,可由全身疾病引起;而上睑下垂并无眼睑水肿、睑部炎症等,故不难鉴别。

【治疗】

1. 中医治疗

(1) 辨证论治

1) 先天不足证:自幼双眼上胞下垂,无力抬举,睑裂变窄,视物时仰首举额张口,或以手提起上胞方能视物;可伴有腰膝酸软,畏寒肢冷,倦怠乏力。舌淡胖,苔白,脉沉弱。

治法:温肾健脾。

方药:右归饮加减。

若面色无华,疲乏无力者,可加党参、白术、黄芪、鹿角胶等以增益气温阳,补肾填精之功。

2) 脾虚气弱证:双眼或单眼上胞下垂,起病缓慢,晨起病轻,午后加重,休息后减轻,劳累后加重;病重者,仰首视物,眼珠转动不灵,视一为二;伴有倦怠乏力,甚至吞咽困难。舌质淡,苔薄白,脉弱。

治法:益气升阳。

方药:补中益气汤加减。

重用黄芪以增补气升阳之功,亦可加葛根以增强黄芪提升之力。若神疲乏力,纳差者,加山药、扁豆、莲子肉、砂仁以健脾益气;若肾气不足者,加菟丝子、鹿角胶以补肾填精。

3) 风痰阻络证:单眼骤然起病,上胞下垂,常伴流泪,眼珠转动不灵,目偏视,视一为二;伴有头晕,恶心,泛吐痰涎。舌质淡,苔白腻,脉弦滑。

治法：祛风化痰,疏经通络。

方药：正容汤加减。

若眼珠转动不灵,目偏视者,宜加川芎、当归、丹参、海风藤以增强养血通络之功;若头晕,泛吐痰涎者,加全蝎、竹沥以助祛风化痰;若眼珠转动不灵日久者,加桃仁、地龙以活血通络。

(2) 其他疗法

1) 中成药治疗:① 补中益气丸,适用于脾虚气弱证,口服,每次 1 丸,每日 2 次。② 黄芪注射液,适用于脾虚气弱证,每次 20 mL 加 0.9% 氯化钠注射液 250 mL 静脉滴注,每日 1 次。

2) 针灸治疗:先天不足,命门火衰者,针用补法,取穴攒竹、行间、涌泉、太溪;脾虚气弱,清阳不升者,针用补法,取穴足三里、三阴交、阳白,灸神阙、气海、百会;风痰阻络者,针用泻法,取穴风池、丰隆、太冲、申脉,以祛风化痰通络。每日或隔日 1 次,10 次为 1 个疗程。另可用梅花针点刺患侧眼睑及眼眶部皮肤。

3) 神经干电刺激疗法:取眶上神经与面神经刺激点(位于耳上迹与眼外角连线中点,即面神经的分布点),眶上神经接负极,面神经接正极。每次 20 分钟左右,隔日 1 次,10 次为 1 个疗程,间隔 5 日,再行第 2 个疗程。

2. 西医治疗 先天性上睑下垂者可行手术治疗,如选用提上睑肌缩短术、额肌悬吊术或自体阔筋膜悬吊术。

【预防调护】

(1) 儿童先天性上睑下垂遮盖瞳神者,宜早期手术,以免导致弱视。

(2) 重症肌无力性上睑下垂,应注意休息,避免劳累。

溢泪（流泪症）

【定义】

溢泪指泪液不能从泪道正常排泄而流出眼外的病症。

本病属于中医学"流泪症"范畴。

【诊断要点】

1. **临床表现** 主要症状为溢泪。患眼无红赤肿痛，仅有流泪或迎风流泪更甚，或在冬季、初春寒风刺激时流泪加重。

（1）婴儿溢泪：泪液排出部在胚胎成长中逐渐形成，其中鼻泪管形成最迟，常常到出生时鼻泪管下端仍有一黏膜皱襞（Hasner瓣）部分或全部遮盖鼻泪管开口，一般在出生后数月内可自行开通。婴儿溢泪可单眼或双眼发病，泪囊若有继发感染，可出现黏液脓性分泌物，形成新生儿泪囊炎。

（2）成人溢泪：多见于中老年人，因功能性或器质性泪道阻塞造成溢泪，在刮风或寒冷气候症状加重。

1）功能性溢泪：相当多的成人溢泪并无明显的泪道阻塞，泪道冲洗通畅。溢泪为功能性滞留，主要原因是眼轮匝肌松弛，泪液泵作用减弱或消失，泪液排出障碍，形成溢泪。

2）器质性溢泪：眼睑及泪点位置异常；泪点狭窄、闭塞或缺如；泪小管至鼻泪管阻塞或狭窄等泪道阻塞或狭窄原因引起的溢泪均属器质性溢泪。

2. **眼科检查** 可见泪液不时溢出睑弦，且内眦下方皮肤潮湿；或可见泪窍外翻现象；按压睛明穴下方，无黏液等溢出。

3. **特殊检查** 器质性泪道阻塞或狭窄可发生在泪道的任何

部位,确定阻塞部位对于治疗方案的选择十分重要。常用的检查方法如下。

1)染料试验:于双眼结膜囊内滴入 1 滴 2%荧光素钠溶液,5 分钟后观察和比较双眼泪膜中荧光素消退情况,如一眼保留较多,表明该眼可能有相对性泪道阻塞;或滴入 2%荧光素钠 2 分钟后,用一湿棉棒擦拭下鼻道,若棉棒带绿黄色,说明泪道通畅或没有完全性阻塞。

2)泪道冲洗术:采用钝圆针头从泪点注入生理盐水,根据冲洗液体流向,判断有无阻塞及阻塞部位。通常有以下几种情况:① 冲洗无阻力,液体顺利进入鼻腔或咽部,表明泪道通畅。② 冲洗液完全从注入原路返回,为泪小管阻塞。③ 冲洗液自下泪点注入,由上泪点反流,为泪总管阻塞。④ 冲洗有阻力,部分自泪点返回,部分流入鼻腔,为鼻泪管狭窄。⑤ 冲洗液自上泪点反流,同时有黏液脓性分泌物,为鼻泪管阻塞合并慢性泪囊炎。

3)泪道探通术:诊断性泪道探通有助于证实泪道(泪点、泪小管、泪囊)阻塞的部位,治疗性泪道探通主要用于婴幼儿泪道阻塞。对成人鼻泪管阻塞,泪道探通多不能起到根治效果。

4)X 线碘油造影:用以显示泪囊大小及阻塞部位。

【鉴别诊断】

需与慢性泪囊炎相鉴别。两者均有流泪。不同的是慢性泪囊炎按压内眦部或冲洗泪道时,有黏液或脓液自泪窍溢出;而溢泪按压内眦部或冲洗泪道时,无黏液或脓液流出。

【治疗】

1. 中医治疗

(1)辨证论治

1)肝血不足,外感风邪证:患眼无红赤肿痛,流泪,迎风更甚,或隐涩不适;伴有头晕目眩,面色少华。舌淡苔薄,脉细。

治法:补养肝血,祛风散邪。

方药:止泪补肝散加减。

若流泪迎风更甚者,可加白薇、菊花、石榴皮等以祛风止泪。

2)气血不足,收摄失司证:无时泪下,泪液清冷稀薄,不耐久视;面色无华,神疲乏力,心悸健忘。舌淡,苔薄,脉细弱。

治法:益气养血,收摄止泪。

方药:八珍汤加减。

如迎风流泪多者,加防风、白芷、菊花以祛风止泪;若遇寒泪多,畏寒肢冷者,酌加细辛、桂枝、巴戟天以温阳散寒摄泪。

3)肝肾两虚,约束无权证:眼泪常流,拭之又生,或泪液清冷稀薄;伴有头昏耳鸣,腰膝酸软。脉细弱。

治法:补益肝肾,固摄止泪。

方药:左归饮加减。

若流泪较甚者,加五味子、防风以收敛祛风止泪;若感泪液清冷者,加巴戟天、肉苁蓉、桑螵蛸,以加强补肾阳之力而助固摄止泪之功。

(2)其他疗法

1)中成药治疗:辨证选用,如杞菊地黄丸适用于肝肾两虚,约束无权证,口服水蜜丸,每日 2 次,每次 6 g(小蜜丸每次 9 g)。

2)针灸治疗:① 肝血不足,复感风邪证,针用补法,取穴肝俞、太冲、合谷、风池。② 肝肾两虚,约束无权证,针用补法,针灸并用,取穴肝俞、肾俞、涌泉、太冲。若流泪清冷者,可加神阙艾灸及同侧睛明穴温针(将针用火烧热,待温后再针)治疗。

2. 西医治疗

(1)功能性溢泪:可试用硫酸锌及肾上腺素溶液点眼,以收缩泪囊黏膜。

(2)婴儿泪道阻塞或狭窄:可试用手指有规律地压迫泪囊区,自下睑眶下线内侧与眼球之间向下压迫,压迫数次后点抗生素滴眼液,每日 3～4 次,坚持数周,能够促使鼻泪管下端开放。大多数患儿可随着鼻泪管开口发育开通而自愈,或经过压迫痊愈。若保守治疗无效,半岁以后可考虑泪道探通术。

(3) 泪点狭窄、闭塞或缺如：可用泪点扩张器扩张或泪道探针探通。

(4) 睑外翻、泪点位置异常：可于泪点下方切除一水平椭圆形结膜及结膜下结缔组织，结膜水平缝合后缩短，即可矫正睑外翻，使泪点复位。如患者有眼睑松弛，可同时作眼睑水平缩短术。此外也可试行电烙术，电灼泪点下方结膜，术后借助瘢痕收缩使泪点复位。

(5) 泪管阻塞：可试用泪道硅管留置治疗。近年开展了激光治疗泪管阻塞，通过探针引导导光纤维至阻塞部位，利用脉冲YAG激光的气化效应打通阻塞，术后配合插管或置线，可提高疗效。对于泪总管阻塞，可采用结膜-泪囊鼻腔吻合术，用 Pyrex 管或自身静脉建立人造泪液导管，将泪液直接从结膜囊引流到泪囊或引流到鼻腔。

(6) 鼻泪管狭窄：可行泪囊鼻腔吻合术。

【预防调护】

(1) 户外工作者，可戴防护眼镜，以减少风沙对泪道的刺激。

(2) 增强体质，或作睛明穴按摩，有助于改善流泪症状。

慢性泪囊炎（漏睛）

【定义】

慢性泪囊炎指以常溢脓泪及冲洗泪道有黏液脓性分泌物反流为临床特征的常见的泪囊组织慢性炎症。多见于中老年女性，特别是绝经期妇女。多为单侧发病。

本病属于中医学"漏睛"范畴，又名目脓漏、漏睛脓出外障、热积必溃之病、窍漏等。

【诊断要点】

1. **临床表现** 主要症状为溢泪。自觉患眼隐涩不舒，不时泪下，拭之又生，眦头常湿且常有黏液或脓液自泪窍沁出。

2. **眼科检查** 检查可见结膜充血，下睑皮肤出现湿疹，用手指挤压泪囊区，有黏液或黏液脓性分泌物自泪点流出。由于分泌物大量潴留，泪囊扩张，可形成泪囊黏液囊肿。

3. **特殊检查** 泪道冲洗时，冲洗液自上、下反流，同时有黏液脓性分泌物。

【鉴别诊断】

需与流泪症相鉴别。两者均有流泪。不同的是流泪症按压内眦部或冲洗泪道时，无黏液或脓液流出；而慢性泪囊炎按压内眦部或冲洗泪道时，有黏液或脓液自泪窍溢出。

【治疗】

1. **中医治疗**

（1）辨证论治

1）风热停留证：患眼隐涩不舒，时而泪出，或自觉黏液黏睛，内眦头皮色如常,或睛明穴下方稍隆起,按之不痛,但见黏浊泪液自泪窍沁出。舌尖红,苔薄白,脉浮数。

治法:疏风清热。

方药:白薇丸加减。

若黏浊泪液多而稠者,加金银花、连翘、蒲公英,以助清热解毒。

2)心脾湿热证:内眦头微红潮湿,可见脓液浸渍,拭之又生,脓多且稠,按压睛明穴下方时,有脓液从泪窍沁出,小便黄赤。舌红苔黄腻,脉濡数。

治法:清心利湿。

方药:竹叶泻经汤加减。

若脓液多且黄稠者,可去羌活,加天花粉、漏芦、乳香、没药,以加强清热脓、祛瘀消滞的作用。

(2)其他疗法:可用1‰双黄连水冲洗泪道,每日或隔日1次,也可用抗生素药液冲洗。

2. 西医治疗

(1)滴眼液治疗:可用抗生素滴眼液滴眼,如0.25%氯霉素滴眼液,0.4%环丙沙星滴眼液等,每日4~6次。滴眼前要先挤出黏液或脓性分泌物,也可在泪道冲洗后注入抗生素药液。

(2)泪道探通术:患儿一般先行睛明穴下下皮肤按摩,日久无效,可于6个月后行泪道探通术,术后用抗生素滴眼液滴眼。

(3)手术治疗:泪囊鼻腔吻合术、鼻内镜下鼻腔泪囊造口术,以开通阻塞的鼻泪管。无法行吻合术或造口术时,如高龄患者,可考虑泪囊摘除术,以去除病灶。

【预防调护】

(1)应及时治疗椒疮及鼻部疾病,可减少和防止本病的发生。

(2)嘱患者滴眼液前,先将黏液或脓液挤出,以便药达病所。

(3)勿食辛辣炙煿等刺激性食物。

(4)高度重视慢性泪囊炎对眼球构成的潜在威胁,尤其在内眼手术前,必须首先治疗泪囊感染。

急性泪囊炎（漏睛疮）

【定义】

急性泪囊炎指泪囊及周围组织突然发生红、肿、热、痛为主要临床特征的急性感染性炎症。大多在慢性泪囊炎的基础上发生，与侵入细菌毒力强或机体抵抗力降低有关。

本病属于中医学"漏睛疮"范畴，又名大眦漏。

【诊断要点】

1. 临床表现　内眦睛明穴下方急发皮肤红肿、灼热、疼痛，热泪频流，重者可伴恶寒、发热、头痛等症状。

2. 眼科检查　① 患眼充血、流泪，有脓性分泌物。② 泪囊区局部皮肤红肿、坚硬、疼痛、压痛明显。③ 炎症可扩展到眼睑、鼻根和面额部，甚至可引起眶蜂窝织炎。④ 数日后泪囊区红肿局限，出现脓点，脓肿可穿破皮肤，脓液排出，炎症减轻。但有时可形成泪囊瘘管，经久不愈，泪液长期经瘘管溢出。

3. 特殊检查　血常规检查可见白细胞总数及中性粒细胞比例增高。

【鉴别诊断】

需与内眦部疖肿、皮脂腺囊肿继发感染、丹毒、骨膜炎等相鉴别。尖牙脓肿常引起上颌骨骨膜炎而与急性泪囊周围炎相似。筛窦和额窦急性炎症常累及内眦区域，但是肿胀和压痛区常居内眦韧带上方，且泪道通畅。鼻窦 X 线和 CT 扫描更能明确诊断。

【治疗】

1. 中医治疗

(1) 辨证论治

1) 风热上攻证：患眼热泪频流，内眦部红肿疼痛，其下方隆起，可扪及肿核，疼痛拒按，头痛，或见恶寒发热。舌红苔薄黄，脉浮数。

治法：疏风清热，消肿散结。

方药：驱风散热饮子加减。

亦可加白芷、浙贝母、天花粉以加强消肿散结之功。

2) 热毒炽盛证：患处红肿焮热，核硬拒按，疼痛难忍，热泪频流，甚而红肿漫及颜面胞睑；耳前或颌下有肿核及压痛，伴有头痛身热，心烦口渴，大便燥结，小便赤涩。舌质红，苔黄燥，脉洪数。

治法：清热解毒，消瘀散结。

方药：黄连解毒汤加减。

亦可加金银花、蒲公英、紫花地丁以加强清热解毒之功。若大便燥结者，可加大黄以通腑泻热；患处红肿热痛甚者，加郁金、乳香、没药以助活血散瘀，消肿止痛；欲成脓而未溃者，可加皂角刺、穿山甲、白芷以促使脓成溃破。

3) 正虚邪留证：患处微红微肿，稍有压痛，时有反复，但不溃破；或溃后漏口难敛，脓液稀少不绝，可伴畏寒肢冷，面色苍白，神疲食少。舌淡苔薄，脉细弱。

治法：补气养血，托里排毒。

方药：托里消毒散加减。

若红痛有肿核者，可加野菊花、蒲公英、郁金以助清热消肿，活血止痛；溃后漏口不敛已久，面色苍白者，宜加玄参、天花粉、白蔹以养阴清热，生肌排脓，亦可配服十全大补丸或人参养荣丸。

(2) 其他疗法

1) 中成药治疗：① 黄连上清丸，适用于风热上攻证，口服，每次 1 丸，每日 2～3 次。② 牛黄解毒丸，适用于热毒炽盛证，口服，每次 1 丸,每日 3 次。③ 十全大补丸或人参养荣丸,适用于正虚邪留证,口服水蜜丸,每次 6 g,每日 2～3 次。

2) 外治法:① 湿热敷,早期局部宜用湿热敷,每日 2～3 次。② 药物敷,未成脓者,可用紫金锭磨水外涂,或以如意金黄散调和外敷,或用新鲜芙蓉叶、野菊花、马齿苋、紫花地丁等量,洗净捣烂外敷,以清热解毒,促其消散。各外用药注意勿入眼内。

2. 西医治疗

(1) 滴眼液治疗:可用抗生素滴眼液滴眼,每日 4～6 次。

(2) 如炎症未能控制,脓肿形成,则应切开排脓,放置橡皮引流条,待伤口愈合,炎症完全消退后,按慢性泪囊炎处理。

(3) 若已成漏者,可行泪囊摘除术并切除瘘管。

(4) 全身可选用抗生素或磺胺类药,根据病情选择静脉给药或肌内注射,或口服磺胺类药物等。

【预防调护】

(1) 忌食辛辣炙煿等刺激性食物,以防止漏睛变生本病。

(2) 素有漏睛者,应彻底治疗。

(3) 本病病处危险三角区,急性发作时不可挤压患处,以免脓毒扩散。

(4) 红肿热痛炎症期切忌泪道探通或泪道冲洗,以免导致感染扩散,引起眶蜂窝织炎。

急性细菌性卡他性结膜炎(暴风客热)

【定义】

急性细菌性卡他性结膜炎是由细菌引起的传染性结膜炎,俗称"红眼病",是一种传染性很强的眼病。常由肺炎双球菌、葡萄球菌、流行性感冒杆菌和科-韦杆菌感染所致。多发生于春秋季节,可流行于学校、工厂等集体场所,也可散发感染。急性发病,潜伏期1~3日,两眼同时或间隔1~2日发病,发病3~4日达到病情高潮,以后逐渐减轻,病程2~3周。

本病属于中医学"暴风客热"范畴,又称风热眼。

【诊断要点】

1. 临床表现 初期干涩、异物感。继而流泪、灼热、刺痛、异物感明显。由于分泌物多,常使上、下睑毛粘在一起,早晨起床睁眼困难。视力一般不受影响,分泌物过多时可有暂时性视物模糊和虹视。

2. 眼科检查 眼睑肿胀,结膜充血,以穹窿部和睑结膜最为显著,结膜表面有分泌物,分泌物先为黏液性后为脓性。若为肺炎球菌、科-韦杆菌感染引起的严重者,结膜表面可覆盖一层假膜、结膜下出血斑点。多无耳前淋巴结肿大。

3. 特殊检查 分泌物涂片或结膜刮片检查可见多形核白细胞增多及细菌,分离培养可发现病原菌。

【治疗】

1. 中医治疗

(1)辨证论治

1)风重于热证:痒涩刺痛,畏光流泪,眵多黏稠,白睛红赤,胞睑微肿,头痛,鼻塞,恶风。舌红,苔薄白或微黄,脉浮数。

治法:祛风清热。

方药:银翘散加减。

若白睛红赤明显者,加野菊花、蒲公英、紫草、丹皮以清热解毒,凉血退赤。

2)热重于风证:目痛较甚,怕热畏光,眵多黄稠,热泪如汤,胞睑红肿,白睛红赤浮肿,口渴,尿黄,便秘。舌红苔黄,脉数。

治法:清热疏风。

方药:泻肺饮加减。

若白睛浮赤臃肿者,重用桑白皮,酌加桔梗、葶苈子以泻肺利水消肿;加生地黄、丹皮清热解毒、凉血退赤。若便秘者可加大黄以通腑泻热。

3)风热并重证:患眼焮热疼痛,刺痒交作,怕热畏光,泪热眵结,白睛赤肿;头痛鼻塞,恶寒发热,口渴思饮,便秘溲赤。舌红,苔黄,脉数。

治法:疏风清热,表里双解。

方药:防风通圣散加减。

若热毒偏盛者,去麻黄、川芎、当归辛温之品,宜加蒲公英、金银花、野菊花以清热解毒;若刺痒较重者,加蔓荆子、蝉蜕以祛风止痒。

(2)其他疗法

1)针刺疗法:可针刺合谷、曲池、攒竹、丝竹空、睛明、瞳子髎、风池、太阳等穴。每次3~4穴,每日针1次,7日为1个疗程。

2)耳针疗法:眼、肝、肺留针20~30分钟,可间歇捻转。

3)点刺眉弓、眉尖、耳尖、太阳放血。

4)中药外洗治疗:蒲公英、紫花地丁、野菊花、防风、黄连、黄芩等煎水熏洗患眼,每日2~3次。

2.西医治疗

(1)抗生素治疗:如氧氟沙星、环丙沙星或妥布霉素滴眼液,每日 4～6 次,氧氟沙星或妥布霉素眼膏,每日 1 次,治疗 1～2 周。

（2）为避免偶发的非眼部感染,如中耳炎、肺炎及脑膜炎,流行性感冒嗜血杆菌性结膜炎患者可口服阿莫西林(20～40)mg/(kg·d),分 3 次服。

（3）冲洗:分泌物多时可用生理盐水或 3‰硼酸水冲洗结膜囊。

【预防调护】

（1）注意个人卫生,避免接触。

（2）保护健眼,卧向患侧,以防患眼分泌物及滴眼液流入健眼。

（3）注意消毒,避免交叉感染。

（4）急性期患者应隔离,防止传染。

（5）禁止包扎患眼。

流行性出血性结膜炎(天行赤眼)

【定义】

流行性出血性结膜炎是一种暴发流行性的自限性的急性结膜炎。本病传染性很强,常在夏季暴发流行。

本病属于中医学"天行赤眼"范畴。

【诊断要点】

1. **临床表现** 潜伏期短,多在24小时内发病。双眼同时或先后发病,多与患病患者有接触史。自觉症状明显,眼痛剧烈、眼红、异物感、畏光流泪、分泌物,可伴上呼吸道感染症状。

2. **眼科检查** 眼睑、结膜充血,球结膜下点片状出血,睑结膜滤泡增生显著。初期角膜上皮有一过性的细小点状上皮下角膜炎。分泌物呈水样,量多。70%可发生结膜下出血。可伴有耳前淋巴结肿大。

3. **特殊检查** 眼分泌物涂片或结膜刮片检查呈单核细胞增多。

【治疗】

1. 中医治疗

(1)辨证论治

1)初感疠气证:患眼碜涩灼热,畏光流泪,眼眵稀薄,胞睑微红,白睛红赤、点片状溢血;发热头疼,鼻塞,流清涕,耳前、颌下扪及肿核。舌质红,苔薄黄,脉浮数。

治法:疏风清热。

方药:驱风散热饮子加减。

宜酌加金银花、黄芩、蒲公英、大青叶等以增强清热解毒之力。若无便秘,去大黄;若白睛红赤甚,溢血广泛者,加丹皮、紫草以清热凉血退赤。

2)热毒炽盛证:患眼灼热疼痛,热泪如汤,胞睑红肿,白睛红赤臃肿、弥漫溢血,黑睛星翳,口渴心烦,便秘溲赤。舌红,苔黄,脉数。

治法:泻火解毒。

方药:泻肺饮加减。

若白睛溢血广泛者,酌加紫草、牡丹皮、生地黄以凉血止血;若黑睛生星翳者,酌加石决明、木贼、蝉蜕以散邪退翳;若便秘、溲赤明显者,酌加生大黄、淡竹叶以清热通腑,利水渗湿。

(2)其他疗法

1)针刺及中药外熏同"暴风客热"。

2)可用鱼腥草注射液或穿琥宁注射液配等量生理盐水,眼局部超声雾化,每日2次。

2. 西医治疗

(1)利巴韦林、阿昔洛韦滴眼液滴眼,每小时1次;涂更昔洛韦凝胶,每日2次。

(2)抗生素滴眼液滴眼,如妥布霉素滴眼液,每日4次。

【预防调护】

(1)与暴风客热相同,措施更积极,尤其是感染流行季节。

(2)严格消毒患者接触过的生活用品及医疗器械,控制流行。

(3)医护人员在接触患者后必须洗手消毒,以防交叉感染。

病毒性结角膜炎(天行赤眼暴翳)

【定义】

病毒性结角膜炎是一种由腺病毒引起的急性传染性眼病。可散发,也常造成流行。潜伏期5～7日,双眼先后发病。

本病属于中医学"天行赤眼暴翳"范畴,又名大患后生翳、暴赤生翳。

【诊断要点】

1. 临床表现　眼部异物感、痒、痛,畏光流泪,可伴上呼吸道感染史。

2. 眼科检查　结膜高度充血,睑结膜及穹窿结膜大量滤泡增生。1～2周后结膜炎症状逐渐消退,出现角膜上皮下簇状浸润,多位于角膜中央,不形成溃疡。浸润可在数月后消失,少数可留有云翳。分泌物呈水样。可伴有耳前淋巴结肿大、压痛。

3. 特殊检查　眼分泌物涂片或结膜刮片示单核细胞增多。

【鉴别诊断】

暴风客热、天行赤眼、天行赤眼暴翳的鉴别,见表1。

表1　暴风客热、天行赤眼、天行赤眼暴翳的鉴别

鉴别点	暴风客热	天行赤眼	天行赤眼暴翳
病因	风热(细菌)	猝感疫疠之气(肠道病毒)	猝感疫疠之气,白睛、黑睛同病(腺病毒)
眵泪	眵多黏稠	泪多、眵稀	泪多、眵稀

鉴别点	暴风客热	天行赤眼	天行赤眼暴翳
白睛红赤	白睛红赤浮肿	白睛红赤浮肿,点、片状溢血	白睛红赤浮肿,或抱轮红赤
黑睛星翳	多无	少有,在发病初出现,易消退	多有,发病后1~2周出现,位于黑睛中央,日久难消
分泌物涂片	多形核白细胞(↑)	单核细胞(↑)	单核细胞(↑)
预后	较好	较好	重者黑睛可留点状翳障,渐可消退
传染性	有传染性,但不引起流行	传染性强,易引起广泛流行	传染性强,易引起广泛流行

【治疗】

1. 中医治疗

(1)辨证论治

1)初感疠气证:目痒碜痛,畏光流泪,眼眵清稀,胞睑微肿,白睛红赤浮肿,黑睛星翳,头痛发热,鼻塞流涕。舌红,苔薄白,脉浮数。

治法:疏风清热,退翳明目。

方药:菊花决明散加减。

亦可加蝉蜕、蒺藜以祛风退翳。若白睛红赤浮肿明显者,加桑白皮、金银花以清热泻肺。

2)肺肝火炽证:患眼碜涩刺痛,畏光流泪,视物模糊,黑睛星翳簇生,白睛混赤,口苦咽干,便秘溲赤。舌红,苔黄,脉弦数。

治法:清肝泻肺,退翳明目。

方药:修肝散或洗肝散加减。

亦可加密蒙花、谷精草,以增疏风清热退翳之功。若白睛混赤甚者,去川芎、红花,加丹皮以增强凉血退赤之功。

3）阴虚邪留证：目珠干涩，白睛红赤渐退，但黑睛星翳未尽。舌红少津，脉细数。

治法：养阴祛邪，退翳明目。

方药：滋阴退翳汤加减。

亦可加北沙参、天冬以助养阴生津之功。若黑睛有翳畏光者，加石决明、谷精草、乌贼骨以清肝明目退翳。

（2）其他疗法：同"流行性出血性结膜炎（天行赤眼）"。

2. 西医治疗

（1）利巴韦林、阿昔洛韦滴眼液滴眼，每日 4～8 次；涂更昔洛韦凝胶，每日 2 次。

（2）抗生素滴眼液滴眼，如妥布霉素滴眼液，每日 4 次，预防感染。

【预防调护】

同"流行性出血性结膜炎（天行赤眼）"。

慢性结膜炎（赤丝虬脉）

【定义】

慢性结膜炎是由各种原因引起的结膜慢性炎症。多为双眼发病，以眼干涩不适，轻度结膜充血和少量黏液性分泌物为特征。其病情并不严重，但病情迁延，反复发作，不易治愈。

本病属于中医学"赤丝虬脉"范畴，又称赤丝乱脉。

【诊断要点】

1. 临床表现　症状轻微或无明显不适。主要有眼痒，异物感，眼干涩，眼疲劳。部分患者先前有急性结膜炎病史。

2. 眼科检查　结膜轻度充血，扩张的结膜血管行径清楚。睑结膜乳头增生和滤泡形成。晨起内眦部有分泌物，白天眦角常有白沫状分泌物积聚。持续日久可有结膜肥厚，但无瘢痕和血管翳。

3. 特殊检查　眼分泌物涂片或结膜刮片检查见嗜中性粒细胞和细菌。细菌培养可明确致病菌。

【鉴别诊断】

1. 沙眼　沙眼表现为眼痒，起病缓慢，病变主要在上睑，早期睑结膜充血，血管模糊，伴乳头增生，后期可形成瘢痕、角膜血管翳、睑内翻倒睫、睑球粘连等并发症。而慢性结膜炎无瘢痕和血管翳。

2. 春季性结膜炎　春季性结膜炎多见于儿童，春夏季节好发，呈周期性发作，眼部奇痒不舒，睑结膜可见铺路卵圆石样乳头增生，为变态反应性结膜炎。而慢性结膜炎无季节性，症状轻微或无明显不适。

【治疗】

1. 中医治疗

(1) 辨证论治

1) 肺经湿热证:目干痒沙涩,睑结膜红赤,尿赤。舌红,苔腻,脉缓或滑。

治法:清肺化湿。

方药:三仁汤加减。

若球结膜充血严重者,酌加黄芩、桑白皮、丹皮清热泻肺,凉血退赤。

2) 肝肾阴虚证:睑结膜充血,眼痒干涩较重,灼热感,腰膝酸软,病情迁延。舌红,少苔,脉细数。

治法:滋阴降火。

方药:知柏地黄汤加减。

若眼痒干涩较重,加当归、蝉衣、蒺藜等祛风止痒;若球结膜充血者,加地骨皮、桑白皮清热退赤。

3) 肺脾两虚证:目干涩,睑虚肿,面色少华,气短神疲,纳呆便溏,咳而多痰。舌淡,苔白,脉缓弱。

治法:健脾补肺。

方药:香砂六君子汤加减。

亦可加太子参、五味子益气养阴;加当归、白芍养血和营,使目得血荣。

(2) 其他疗法:针刺疗法。

取列缺、尺泽、合谷、曲池、太阳等穴,每次 3~4 穴,每日 1 次,平补平泻手法,每次留针 30 分钟,10 日为 1 个疗程。

2. 西医治疗 针对不同的致病因素选用抗生素滴眼液,如 0.5% 硫酸锌滴眼液滴眼对莫-阿双杆菌效果佳,每日 3~4 次。

【预防调护】

(1) 去除诱因,改善生活和工作环境,注意眼部卫生。

（2）彻底治疗结膜炎。积极治疗睑内翻、睑外翻、倒睫、睑腺炎、睑缘炎。

（3）矫正屈光不正和隐斜，建立正确的阅读习惯。

泡性结膜炎(金疳)

【定义】

泡性结膜炎是结膜上皮组织针对某种内生性毒素所引起的一种迟发性变态反应。常发生在营养失调和有腺病体质的女性儿童和青少年。病变可发生于结膜各部,多发于球结膜,尤其是睑裂部球结膜。

本病属于中医学"金疳"的范畴,又称金疡。

【诊断要点】

1. 临床表现　若仅累及结膜,只有轻度怕光、流泪、异物感;若累及角膜,则有高度怕光、流泪、眼睑痉挛,患者常以手遮面,喜躲暗处,拒绝检查。

2. 眼科检查　球结膜出现一个或数个灰白色结节,直径为1～3 mm,结节周围呈局限性结膜充血,数日后结节顶端破溃下陷,1～2周后痊愈,愈后局部不留瘢痕。位于角膜缘的疱疹常较小,灰白色,周围局限性充血,愈合后角膜部分留有瘢痕,角膜缘呈虫蚀状不齐。若在角膜上皮下形成浸润或溃疡,向角膜中央区发展,形成一条状混浊,中央有新生血管延伸,称束状角膜炎。

3. 特殊检查　部分患者结核菌素试验阳性。

【鉴别诊断】

1. 急性细菌性结膜炎　急性细菌性结膜炎因细菌感染所致,起病甚急,特点是明显结膜充血,脓性或黏液脓性分泌物,有自发痊愈趋势。而泡性结膜炎病灶有小泡,充血局限,可作鉴别。

2. 春季性结膜炎　春季性结膜炎为季节性发病,多见于春夏季;主要症状是眼部奇痒,睑结膜上有巨大、形状不规则、扁平的乳头增生;分泌物呈乳白色,量少而黏,内含大量嗜酸粒细胞。与泡性结膜炎不难鉴别。

【治疗】

1. 中医治疗

(1)辨证论治

1)肺经燥热证:目涩疼痛,泪热眵结,白睛浅层生小泡,周围赤脉粗大,或有口渴鼻干,便秘溲赤。舌质红,苔薄黄,脉数。

治法:泻肺散结。

方药:泻肺汤加减。

亦可加赤芍、牡丹皮以凉血活血退赤;或加连翘以增清热散结之功。若小泡位于黑睛边缘,加夏枯草、决明子以清肝泻火;若大便秘结者加大黄以泻腑清热。

2)肺阴不足证:隐涩微疼,眼眵干结,白睛生小泡,周围赤脉淡红,反复再发,可有干咳咽干。舌质红,少苔或无苔,脉细数。

治法:滋阴润肺。

方药:养阴清肺汤加减。

亦可加夏枯草、连翘以增清热散邪之功。

3)肺脾亏虚证:白睛小泡周围赤脉轻微,日久难愈,或反复发作;疲乏无力,纳差,腹胀不舒。舌质淡,苔薄白,脉细无力。

治法:益气健脾。

方药:参苓白术散加减。

亦可加桑白皮、赤芍以缓目赤,止目痛。

(2)其他疗法:中药外熏或0.5%熊胆滴眼液滴眼,每日3~6次。

2. 西医治疗 局部用0.5%醋酸可的松滴眼液或0.1%地塞米松滴眼液滴眼,每日4次,或结膜下注射醋酸氢化可的松0.2~0.3 mL。晚间涂四环素可的松眼膏,或醋酸氢化可的松眼膏,必要时局部和全身联合使用抗生素治疗。

【预防调护】

注意营养,锻炼身体,增强体质,可服维生素 B_2、鱼肝油及钙剂等。

翼状胬肉（胬肉攀睛）

【定义】

翼状胬肉是结膜组织的一种慢性炎症性病变，是睑裂部肥厚的结膜及结膜下的纤维血管组织，呈三角形向角膜表面攀爬的慢性进行性眼病，多在睑裂斑基础上发展而成，因形状似昆虫翅膀而得名。单眼或双眼发病。本病可分为静止期和进行期。近地球赤道部和户外工作的人群发病率较高。

本病属于中医学"攀睛"或"胬肉攀睛"范畴。

【诊断要点】

1. **临床表现** 初期无明显自觉症状，或眼感痒涩；进展期痒涩加重，流泪生眵；静止期痒涩不显。可有视力下降，若胬肉过大可致眼珠转动受限。

2. **眼科检查** 胬肉以内眦部多见，结膜充血，胬肉自眦部向角膜生长，角膜缘发生灰白色混浊，结膜形成充血肥厚的三角形组织，尖端向角膜攀爬。胬肉分头、颈、体部，尖端为头部，球结膜宽大部分为体部，两者之间为颈部。

进展期头部隆起，可侵犯到角膜前弹力层及基质浅层，体部肥厚，表面不平，胬肉组织高度充血；静止期头部扁平，体部不充血或轻度充血，表面光滑呈薄膜状。胬肉攀爬至瞳孔缘，可引起视力下降，或发生逆规性散光。严重者可有不同程度的眼球运动受限。

【鉴别诊断】

1. **睑裂斑** 睑裂斑通常呈黄色，结膜不充血，形态虽为三角，但基底朝向角膜缘，且不向角膜攀爬。

2. 假性胬肉　假性胬肉通常有角膜溃疡或创伤病史,与附近结膜组织粘连,可在任何方位形成。

【治疗】

1. 中医治疗

(1) 辨证论治

1) 心肺风热证:患眼眵泪较多,眵痒畏光,胬肉初生,渐渐长出,攀向黑睛,赤脉密布。舌苔薄黄,脉浮数。

治法:祛风清热。

方药:栀子胜奇散加减。

若赤脉密布者,可加赤芍、牡丹皮、郁金以散瘀退赤;若便秘者,去羌活、荆芥穗,酌加大黄以通腑泻热。

2) 脾胃实热证:胬肉头尖高起,体厚而大,赤瘀如肉,生长迅速,痒涩不舒,眵多黏结,口渴欲饮,便秘尿赤。舌红苔黄,脉洪数。

治法:泻热通腑。

方药:泻脾除热饮加减。

如体不虚者,可去黄芪,加玄参、夏枯草,以加强泻热散结之功。

3) 阴虚火旺证:胬肉淡红,时轻时重,涩痒间作,心中烦热,口干舌燥。

治法:滋阴降火。

方药:知柏地黄丸加减。

如心烦、失眠显著者,加麦冬、五味子、酸枣仁等。

(2) 其他疗法

1) 八宝眼膏或拨云锭眼膏涂眼,每日3~4次。

2) 胬肉有发展趋势者,选用太阳、睛明、丝竹空、四白,配合风池、足三里、少商等穴针刺,每日1次,7日为1个疗程。

2. 西医治疗

(1) 滴眼液治疗:当有刺激症状时可滴0.25%氯霉素、0.5%可的松滴眼液,每日4次。四环素可的松眼膏涂眼,每日1次,于晚睡前涂。

2) 手术治疗：手术应在显微镜下进行。选择胬肉切除术、胬肉切除联合游离结膜瓣移植术、胬肉切除联合结膜瓣转位术、胬肉切除联合羊膜移植术等。术后滴 0.05%噻替派滴眼液、0.5%可的松滴眼液或用丝裂霉素滴眼液，每日 4 次，连续 1～2 周，以防止复发。

【预防调护】

（1）避免强光刺激，避免辛辣刺激食物，戒烟限酒。

（2）户外佩戴防护镜。

（3）对于胬肉术后复发患者，应在病情稳定半年以后再考虑手术。

春季性结膜炎(时复目痒)

【定义】

春季性结膜炎是季节性、反复发作的免疫性结膜炎,又名春季卡他性结膜炎。一般春夏发作,冬秋缓解。好发于3～25岁的儿童、少年,男性多见,男女之比3：1,多为双眼,每年复发,持续5～10年。

本病属中医学"时复目痒"范畴,又称时复证、时复之病。

【诊断要点】

1. 临床表现 眼部奇痒,黏丝状分泌物,夜间症状加重;有轻微的畏光、灼热、流泪及异物感,侵犯角膜时刺激症状加重。

2. 眼科检查 按病变部位分三种类型:睑结膜型、球结膜或角膜缘型、混合型。

(1)睑结膜型:呈粉红色,上睑结膜乳头增生呈扁平的铺路石样,形状不一,表面似覆盖一层假膜,下睑结膜可见弥散的小乳头。结膜分泌物少而黏、色白。

(2)球结膜或角膜缘型:角膜缘球结膜增厚、混浊、污棕色充血,严重时呈灰黄色胶状隆起,初期多发生在上方角膜缘,可融合、扩展波及上1/2周或围绕角膜缘呈堤状。

(3)混合型:同时兼有以上两种部位。

3. 特殊检查 结膜分泌物涂片可见大量嗜酸粒细胞和嗜酸颗粒。过敏原筛查可筛选出特定过敏原。体液免疫及细胞免疫检查可见血清和泪液中IgG增高。

【鉴别诊断】

需与巨乳头性结膜炎相鉴别。两者均有睑结膜乳头增生。巨乳头性结膜炎见于长期佩戴软性、硬性角膜接触镜或长期佩戴义眼者,由附着在接触镜、义眼表面的细菌蛋白质及其他蛋白质颗粒刺激所致。而春季性结膜炎痒症明显,呈季节性。

【治疗】

1. 中医治疗

(1)辨证论治

1)风热犯目证:眼内奇痒,灼热微痛,睑内遍生颗粒,状如小卵石,遇风吹日晒或近火熏灼,病情加重,且有泪出。

治法:祛风清热,活血消滞。

方药:加减四物汤加减。

若痒甚者,加桑叶、菊花、刺蒺藜;若灼热者,加丹皮、赤芍、郁金。

2)脾胃湿热,兼受风邪证:眼内奇痒尤甚,泪多眵稠,胞睑沉重,白睛微黄,色泽污秽,甚则黑白睛交界处呈胶状隆起,亦可伴睑内遍生颗粒,状如小石排列,兼见小便短赤。舌苔黄腻,脉滑数。

治法:祛风清热。

方药:防风通圣散加减。

亦可加白鲜皮、地肤子、茵陈以增强除湿止痒之力。若颗粒遍生或胶样结节隆起明显者,加郁金、川芎以消郁滞。

3)肝血不足,虚风内动证:眼痒势轻,时作时止,白睛稍显污红,或无明显见症,爪甲不荣,夜寐多梦。舌淡苔白,脉弦细。

治法:补养肝血,息风止痒。

方药:四物汤加减。

亦可加僵蚕、蒺藜、蜈蚣息风止痒;或加白术、沙参、茯苓以健脾益气,使气血生化有源。

(2)其他疗法

1)龙胆草、防风、细辛、甘草煎水,或以内服药渣煎水熏洗患眼。

2)熊胆滴眼液、珍珠明目液或抗生素滴眼液滴眼,必要时加用激素类滴眼液。

3）冰冷敷。

2. 西医治疗

（1）糖皮质激素局部和全身使用。

（2）细胞膜稳定剂的使用：色甘酸钠滴眼液滴眼，每日 4 次。

（3）口服抗过敏药物,如开瑞坦,口服钙剂或静脉注射葡萄糖酸钙。

【预防调护】

（1）避免接触过敏原,停用致敏药物。

（2）发作期避免阳光刺激,外出可戴有色眼镜。

（3）忌辛辣刺激之品。

（4）增强体质以防止、减轻本病复发。

干眼症(白涩症)

【定义】

干眼症指以眼干燥感、异物感、疲劳感、不适感为特征的疾病，又称角结膜干燥症、干眼。

本病属于中医学"白涩症"范畴，又称神水将枯。

【诊断要点】

1. **临床表现** 最主要的症状是眼部干涩和异物感，其他症状有烧灼感、痒感、畏光、红痛、视物模糊、易视疲劳、黏丝状分泌物等。

2. **眼科检查** 结膜充血，乳头增生，角膜缘处有新生血管，或睑缘增厚或变钝，腺口被黄色黏稠分泌物阻塞，模糊不清；角膜上皮点状脱落，荧光素染色阳性；泪液分泌试验<10 mm；泪膜破裂时间<10 s；泪河高度<0.3 mm。

3. **特殊检查** 泪液渗透压>312 mOms/L；印迹细胞学检查见结膜杯状细胞密度降低、细胞核浆比增大、上皮细胞鳞状化生、角膜上皮结膜化；干眼仪检测：1、2 级为正常，4、5 级为干眼患者，而 3 级为可疑患者；自身抗体、免疫球蛋白、红细胞沉降率(ESR)检测。

【鉴别诊断】

1. **慢性结膜炎** 两者均有畏光、流泪、结膜充血及分泌物，而慢性结膜炎泪液分泌试验及泪膜破裂时间大致正常，可作鉴别。

2. **单纯疱疹病毒性角膜炎** 两者均有畏光、流泪、结膜充血及角膜上皮点状脱落，但单纯疱疹病毒性角膜炎往往急性发作，症状明显，可有感冒反复病史，角膜可呈树枝状、地图状、盘状浸润，愈后遗留角膜瘢痕。

【治疗】

1. 中医治疗

（1）辨证论治

1）邪热留恋证：常见于暴风客热或天行赤眼治疗不彻底，微感畏光流泪，少许眼眵，干涩不爽，白睛遗留少许赤丝细脉，迟迟不退，睑内亦轻度红赤。舌质红，苔薄黄，脉数。

治法：清热利肺。

方药：桑白皮汤加减。

若阴伤而无湿者，可去茯苓、泽泻。

2）脾胃湿热证：眼内干涩隐痛，眼眦部常有白色泡沫状眼眵，白睛稍有赤脉，病程持久难愈，可伴有口黏或口臭，便秘不爽，溲赤而短。舌苔黄腻，脉濡数。

治法：清利湿热，宣畅气机。

方药：三仁汤加减。

若白睛赤脉稍显者，加黄芩、桑白皮、地骨皮、丹皮以清热泻肺，凉血退赤。

3）肺阴不足证：眼干涩不爽，不耐久视，白睛如常或稍有赤脉，黑睛可有细点星翳，反复难愈，可伴有干咳少痰，咽干便秘。舌质红少津，苔薄，脉细无力。

治法：滋阴润肺。

方药：养阴清肺汤加减。

亦可加太子参、五味子以益气养阴。若黑睛有细点星翳者，加蝉蜕、菊花、密蒙花以明目退翳。

4）肝肾阴虚证：眼内干涩不爽，双目频眨，畏光，白睛隐隐淡红，久视后则诸症加重，黑睛可有细点星翳，可伴口干少津，腰膝酸软，头晕耳鸣，夜寐多梦。

治法：补益肝肾，滋阴养血。

方药：杞菊地黄丸加减。

若口干少津明显者,加五味子、玄参、沙参以养阴生津;若白睛隐隐淡红者,加地骨皮、桑白皮以清热退赤。

(2)其他疗法

1)珍珠明目液、秦皮滴眼液滴眼,每日 4 次。

2)枸杞子、菊花、金银花等中药浓煎雾化熏洗眼部,每周 3 次,每次 20 分钟。

3)针刺睛明、上睛明、攒竹、四白、承泣、太阳、丝竹空、阳白等眼周穴位,每次 3~4 穴,平补平泻手法,每日 1 次,每次留针 30 分钟,10 日为 1 个疗程。

4)中成药治疗:辨证选用。如加减地黄丸,适用于邪热留恋证;三仁合剂,适用于脾胃湿热证;养阴清肺丸、百合固金丸,适用于肺阴不足证;明目地黄丸、杞菊地黄丸,适用于肝肾阴虚证。

2. 西医治疗

(1)滴眼液治疗:0.1%玻璃酸钠滴眼液、泪然滴眼液等,每日 4~6 次滴眼,缓解眼部干涩;环孢素 A 滴眼液,每日 3 次滴眼,抑制眼表炎症反应。

(2)配戴湿房镜:减少泪液蒸发。

(3)重度干眼症可进行泪道栓塞治疗,减少泪液排泄。

(4)自体下颌下腺移植增加泪液分泌。

【预防调护】

(1)饮食宜以清淡而富有营养的食物为主,忌食辛辣刺激性食物和肥甘油腻食物,不饮酒,保持二便通畅。

(2)增强体质,多做室外活动,适当体育锻炼,保证睡眠充足。

(3)避免过久注视及减少视屏接触时间,可适当眼部运动。

(4)眼部按摩,如从眉梢起,将中指滑到头两侧柔软处的太阳穴,进行太阳穴按摩,亦可用示指轻柔按摩眼部正下方眼眶边缘的"承泣"穴。

沙眼(椒疮)

【定义】

沙眼是由沙眼衣原体感染所引起的一种慢性传染性结膜角膜炎,因其可在睑结膜表面形成粗糙不平的外观,形似沙粒,故名沙眼。本病病变过程中,早期结膜可见浸润,如乳头、滤泡增生,同时发生角膜血管翳;晚期由于受累的睑结膜发生瘢痕,以致眼睑内翻畸形,形成倒睫,加重角膜损害,可严重影响视力甚至造成失明。本病潜伏期一般为5～14日,双眼患病,病程较长,可迁延数年,具有传染性,多发生于少年、儿童。

本病属于中医学"椒疮"范畴。

【诊断要点】

1. **临床表现** 初起时症状较为轻微,或有涩痒感,或有少量眼眵,或无明显异常感觉。病情严重的患者,可感觉眼睑内赤痒灼热、眼睑肿硬、畏光流泪、眵多黏稠、砂涩难睁、视物模糊等。

2. **眼科检查**

(1)沙眼衣原体主要侵犯睑结膜,早期可见上睑结膜充血、血管模糊、滤泡增生、乳头肥大和角膜血管翳。后期充血程度可有减轻,眼睑内面同时出现灰白色条状、网状瘢痕组织,或眼睑内面完全形成瘢痕。

(2)并发症和后遗症

1)角膜血管翳:初期表现为白睛赤脉从上方侵入角膜,末端浸润,可形成混浊或溃疡,严重者则从角膜四周侵入,又称为垂帘障或血翳包睛。

2) 角膜溃疡和角膜瘢痕。

3) 睑内翻和倒睫：睑内瘢痕收缩导致皮松弦紧、内急外弛，眼睑内翻，睫毛倒入而扫触眼珠，可表现为畏光、流泪、结膜充血，甚者可导致角膜混浊或角膜生翳。

4) 睑球粘连：穹窿部结膜因瘢痕收缩而缩短甚至完全消失，严重者可影响眼球转动。

5) 泪道阻塞和慢性泪囊炎。

6) 干眼症。

7) 上睑下垂。

（3）沙眼分期、分级

1) 分期：Ⅰ期（进行期），即活动期，乳头和滤泡同时存在，上穹窿结膜组织模糊不清，有角膜血管翳；Ⅱ期（退行期），即瘢痕期，自瘢痕开始出现至大部分变为瘢痕，有活动性病变；Ⅲ期（完全瘢痕期），活动性病变完全消失，代之以瘢痕，无传染性。

2) 分级：根据活动性病变占上睑结膜总面积的多少分为轻（＋）、中（＋＋）、重（＋＋＋），占 1/3 面积以下者为（＋），占 1/3～2/3 者为（＋＋），占 2/3 以上者为（＋＋＋）。

3. **特殊检查**

（1）病原学检测

1) 分泌物或结膜刮片涂片检测沙眼衣原体包涵体是最常用的筛选方法。

2) 细胞培养法是检测沙眼衣原体的金标准，但较为费时，且要求一定的设备技术条件。

3) 分子生物学原位杂交法检测子宫颈或直肠活检标本中沙眼衣原体 DNA，亦可用 PCR 法检测，可明显提高检测敏感性，且可用于鉴定其血清型，或用于诊断、疗效判断及流行病学调研。

（2）药敏检查有助于指导临床用药。

【鉴别诊断】

1. **结膜滤泡症** 结膜滤泡症常见于儿童。皆为双侧，无自觉症状,滤泡多见于下穹窿部与下睑结膜,滤泡较小,大小均匀相似,半透明,境界清楚,滤泡之间的结膜正常,不充血,无角膜血管翳,无瘢痕发生。

2. **慢性滤泡性结膜炎** 慢性滤泡性结膜炎常见于学龄儿童及青少年。皆为双侧,颗粒杆菌可能为其病因。晨起常有分泌物,眼部有不适感,滤泡多见于下穹窿与下睑结膜,但不肥厚,1~2年后自愈,无瘢痕形成;无角膜血管翳。

3. **春季性结膜炎** 春季性结膜炎有季节性,主要症状为眼痒,睑结膜上的乳头大而扁平且硬,上穹窿部无病变,分泌物涂片中可见嗜酸细胞增多。

【治疗】

1. 中医治疗

(1) 辨证论治

1) 风热客睑证:病变初起,眼痒涩不适,胞睑内面脉络模糊,近两眦部可见少量颗粒,色红质坚。舌尖红,苔薄白或薄黄,脉浮数。

治法:祛风清热。

方药:银翘散加减。

若干涩严重者,加麦冬、沙参养阴生津;若睑内红赤者,加生地黄、赤芍、丹皮以清热凉血退赤,亦可加赤芍、红花祛瘀通络退赤。

2) 热毒壅盛证:患眼涩痒疼痛,眵泪胶黏,睑内有粟样颗粒,或状如花椒,可有赤脉下垂。舌红,苔黄或黄腻,脉数或濡数。

治法:清热除风。

方药:除风清脾饮加减。

若滤泡多,眼痒严重者加苦参、苍术、地肤子以除湿祛风止痒;若睑内红赤,颗粒较多者,加金银花、丹皮、赤芍、板蓝根增强清热解毒,凉血退赤之功;若黑睛赤膜明显者,加青葙子、柴胡清肝泻火;若眼痒砂涩严重者,加僵蚕、白蒺藜疏风止痒。

3) 血热瘀滞证:胞睑厚硬,重坠难开,睑内红赤明显,颗粒累累,粗糙不平,黑睛赤膜下垂,自觉眼内砂涩,刺痛灼热,畏光流泪。

舌红或有瘀斑,苔黄,脉数。

治法:清热凉血,活血化瘀。

方药:归芍红花散加减。

若胞睑厚硬,颗粒较多者,加丹皮、生地黄、丹参、桃仁等凉血散瘀退赤;若畏光砂涩,眵泪较多者,加金银花、菊花、蒲公英等以清热解毒;若赤膜下垂,血翳包睛者,加石决明、草决明、蝉蜕、密蒙花、谷精草等以平肝清热,明目退翳。

(2)其他疗法

1)滴眼液治疗:如0.5%熊胆滴眼液滴眼,每日3~6次。

2)中成药治疗:清热解毒类中药制剂点眼,如熊胆滴眼液等。对于风热客睑证的患者,亦可口服银翘解毒丸。

3)海螵蛸棒摩擦术:利用海螵蛸粗糙面摩擦沙眼滤泡乳头,促使其吸收,加速结疤以缩短病程。

2.西医治疗

(1)局部用药

1)常规选用利福平滴眼液、酞丁胺滴眼液、磺胺醋酰钠滴眼液等,每日3~6次。临睡前涂抗生素眼膏,如金霉素眼膏、红霉素眼膏、氧氟沙星眼膏等,以控制感染。

2)患眼干涩者,可用人工泪液滴眼液以缓解症状。

(2)对于睑内翻倒睫的患者,可以行内翻倒睫矫正术。

【预防调护】

(1)控制沙眼的发病和流行,可采取预防为主、防治结合的方法。

(2)注重个人卫生,一人一巾。对于服务行业,如公共浴室、理发店、宾馆酒店等使用的面巾、浴巾必须严格消毒。患者的洗脸用具必须分开使用。

(3)任何人员接触沙眼患者后,必须彻底洗手,防止交叉感染。

(4)饮食宜清淡,忌辛辣,戒除烟酒等不良嗜好。

滤泡性结膜炎（粟疮）

【定义】

滤泡性结膜炎是由于结膜组织对刺激产生反应，引起淋巴细胞增生，形成滤泡。特点是结膜充血和大量滤泡形成。

本病属于中医学"粟疮"范畴，又称睑生风粟外障。

【诊断要点】

1. 临床表现 眼部无明显不适，或有痒涩不适，刺痛流泪。

2. 眼科检查 眼睑内表面有粟米状半透明颗粒，色黄而软，排列整齐，大小均匀，边界清晰，一般下睑为甚。若眼睑红肿，睑内红赤，泪眵量多，为急性期；若红赤不明显，眵泪量少，多为慢性期。

【鉴别诊断】

1. 沙眼（椒疮） 两者均可见结膜滤泡，但沙眼滤泡一般上睑、上穹窿结膜较多，同时有乳头色红，预后留有瘢痕，可伴有垂帘状角膜血管翳；滤泡性结膜炎滤泡较大，质软，半透明，排列整齐不融合，以下穹窿、下睑结膜居多，预后不留瘢痕，不伴有角膜血管翳。

2. 慢性结膜炎 慢性结膜炎滤泡少见，有绒状小乳头，睑结膜充血，血管组织清晰。

【治疗】

1. 中医治疗

（1）辨证论治

1）湿热壅阻证：睑内红赤，眼眵量多，粟米样颗粒较多，色黄而软,大小均匀,排列整齐,伴有砂涩不适感,畏光流泪。舌红,苔黄腻,脉濡数。

治法:清热利湿。

方药:甘露消毒丹加减。

若眼眵泪多者,加黄连、菊花清热泻火;若白睛红赤明显者,加桑白皮清肺泻热;若睑内红赤明显,颗粒较多者,加生地黄、丹皮、赤芍、桃仁以凉血化瘀。

2) 湿热兼风证:白睛及睑内红赤明显,睑内黄白色颗粒累累,眵泪胶黏,胞睑略肿胀,患眼痒痛难开。舌红,苔薄黄,脉数。

治法:除湿清热祛风。

方药:除风清脾饮加减。

若患眼痒涩难睁者,加地肤子、白蒺藜、蝉蜕以祛风止痒。

3) 脾虚湿盛证:眼睑内面粟米样颗粒丛生,红赤不明显或无红赤,痒涩轻微或无不适,食少便溏。舌淡,苔白,脉细或弱。

治法:健脾化湿。

方药:参苓白术散加减。

若痒涩不适较甚者,加菊花、防风祛风止痒;若食滞不化者,加鸡内金、麦芽以助食消滞;若苔白滑者,加苍术苦温燥涩。

(2) 其他疗法

1) 滴眼液、眼膏治疗:清热解毒类中药制剂点眼,如黄连滴眼液等。

2) 内服药渣水熏洗患眼。

2. 西医治疗

(1) 局部用药

1) 可用左氧氟沙星滴眼液、妥布霉素滴眼液等滴眼,每日3~4次。临睡前涂抗生素眼膏,如金霉素眼膏、氧氟沙星眼膏等,以控制感染。

2) 对于分泌物较多者,可用3%硼酸溶液或者生理盐水进行结膜囊冲洗治疗。

【预防调护】

(1) 慎食辛辣、炙煿、油腥的食物。

(2) 局部用药须在完全治愈后方能停药。

(3) 养成良好的生活卫生习惯。

巩膜炎(火疳)

【定义】

巩膜炎是以眼红和视力下降为始发症状,以重度眼痛为主要特点的巩膜感染性疾病。依据发病部位可以分为前、后部巩膜炎。其中,巩膜外层炎是巩膜表层组织的炎症,多位于角膜缘至直肌附着线之间的赤道前部。深层巩膜炎较巩膜外层炎少见,发病急,常伴发角膜及葡萄膜炎,预后不佳。有周期发作的病史。女性较多见,多数为单眼发病,也可双眼先后或同时发生。

本病属于中医学"火疳"范畴,又名火疡。

【诊断要点】

1. **临床表现** 轻者患眼涩痛或局部疼痛,畏光流泪;重者目痛剧烈,痛连目眶四周,或眼球转动时疼痛加剧,畏光流泪,视物不清等。

2. **眼科检查** 需重点注意巩膜的改变,尤其是巩膜结节的情况,以及结膜、角膜、葡萄膜、视网膜、视盘的改变,由此诊断巩膜炎的分类、分型。

(1) 巩膜外层炎:分为单纯性和结节性。

1) 单纯性巩膜外层炎:病变部位在巩膜表层,球结膜呈弥漫性充血与水肿。发作时间短暂,数小时或数日即愈,但在一定时间内又可复发。偶尔可有眼痛、怕光,少数患者可因虹膜括约肌与睫状肌的痉挛而造成瞳孔缩小与暂时性近视。发作时眼睑可见神经血管反应性水肿,严重的病例可伴有周期性偏头痛。

2) 结节性巩膜外层炎:以局限性结节为特征,常急性发病,可有眼红、疼痛、畏光、触疼、溢泪等症状。在近角膜缘尤其在颞侧，出现粉红色或紫红色局限性结节，结节可为圆形或椭圆形，大小不等，其结节表面的球结膜充血水肿，可随意推动。病程 2 周左右可自限，结节变为灰白色，渐较扁平。部分愈后会留下表面轻度陷入，呈青灰色斑，少数也会累及巩膜深层形成深层巩膜炎。

（2）前巩膜炎：病变位于赤道部前，可波及角膜和瞳孔，大部分患者眼部疼痛剧烈，持续数周，迁延可达数月，甚至数年，约一半患者双眼先后发病。可并发角膜炎、葡萄膜炎、白内障、眼压升高。可分为如下三类。

1）结节性巩膜炎：约占前巩膜炎的 50%，病变区巩膜呈紫红色充血，有一个或多个深紫红色小结节，压痛明显，固定不移，炎症浸润肿胀。多数有视物不清。

2）弥漫性巩膜炎：约占前巩膜炎的 40%，是前巩膜炎中症状最轻的。发病时巩膜弥漫充血，球结膜水肿，患眼疼痛较为剧烈，易波及眼部周围，畏光流泪，巩膜呈特征性的蓝色，有压痛。

3）坏死性巩膜炎：占前巩膜炎的 10%，破坏性较大，常引起视力损害。眼痛和畏光流泪剧烈，早期局部巩膜炎性斑块，边缘炎症较中心重，压痛明显。晚期巩膜坏死变薄，透见脉络膜，甚至穿孔。病灶可迅速向后和周围蔓延扩展。炎症消退后，巩膜呈蓝灰色，粗大血管围绕病灶。常伴严重的自身免疫性疾病，如血管炎等。

（3）后巩膜炎：较为少见，是一种肉芽肿性炎症，位于赤道后方巩膜。出现不同程度的眼痛、视力下降。眼前节无明显改变。可有轻微眼红。后节表现为轻度玻璃体炎、视盘水肿、浆液性视网膜脱离、脉络膜皱褶等。

3. 特殊检查

（1）实验室检查：全血细胞计数、红细胞沉降率、类风湿因子（RF）、抗核抗体（ANA）、抗中性粒细胞胞浆抗体（ANCA）、血尿酸检测等有助于查找病因。

（2）后巩膜炎可行 B 超、CT 或者 MRI 检查等，以帮助诊断。

【鉴别诊断】

1. 泡性结膜炎　需与巩膜外层炎相鉴别。两者均有局限结膜充血、隆起,但泡性结膜炎的隆起发于结膜,小泡状,推之可以移动,周围有鲜红色赤脉围绕,按之不痛,病程较短,一般不波及前房,不影响视力,预后较好;巩膜外层炎的隆起发于巩膜,推之不移,充血黯红、紫红,疼痛拒按,病程较长,常波及眼内,影响视力,预后较差。

2. Graves 眼病　需与深层巩膜炎相鉴别。两者均有眼红眼痛,Graves 眼病有全身内分泌异常,眼 CT 与 B 超检查可以发现眼外肌肥厚。

【治疗】

1. 中医治疗

（1）辨证论治

1）肺热郁火证:发病缓慢,患眼疼痛,白睛局部紫红色结节隆起及自觉症状均轻,可有发热,口干,咽痛,咳嗽,便秘。舌红,苔黄,脉数。

治法:泻肺利气,活血散结。

方药:泻白散加减。

若有头痛者,加石决明、夏枯草以清肝热;若热甚者,加金银花、连翘、浙贝母以清热散结;若瘀甚者,加郁金、延胡索活血化瘀,散结消滞。

2）火毒炽盛证:发病较急,患眼疼痛明显,拒按,畏光,热泪频流,视物不清,白睛结节弥漫而隆起,周围血脉紫赤怒张,或有深紫红色小结节,压痛明显,病变多在睑裂部位,可见口苦咽干,气粗烦躁,便秘溲赤。舌红苔黄,脉数有力。

治法:泻火解毒,凉血散结。

方药:还阴救苦汤加减。

若白睛里层见新生血管者,加蒲公英、夏枯草以增强清热解毒之力;临证时,可酌情减少细辛、羌活等辛温药物及药量,亦可加生石膏以增强泻火之功。

3) 风湿热侵证：发病较急，目珠胀痛，有压痛，畏光流泪，白睛有紫红色结节样隆起，周围有赤丝牵绊，视物不清，常伴有肢节痹痛、肿胀，身重酸楚，胸闷纳减。舌红，苔白厚或腻，脉滑或濡。

治法：祛风化湿，清热散结。

方药：散风除湿活血汤加减。

若热甚者，加黄芩、连翘、夏枯草以清热解毒；若全身骨节、肢节症状明显者，加豨莶草、络石藤、秦艽等祛风湿，通经络；若患眼红赤明显者，加丹皮、丹参凉血活血散瘀，加地骨皮、桑白皮清泻肺热。

4) 虚火上炎证：病情反复发作，病至后期，症见结节不甚高隆，血丝色偏紫黯，四周有轻度肿胀，压痛不明显，眼感酸痛，畏光流泪，视物欠清，可见口咽干燥，或有潮热颧红，便秘不爽。舌红少津，脉细数。

治法：养阴清肺，兼以散结。

方药：养阴清肺汤加减。

若偏阴虚火旺者，去薄荷，加知母、地骨皮、石斛以增滋阴降火之功；若白睛结节日久，难以消退者，去白芍，加赤芍、丹参、郁金、瓦楞子、夏枯草等以清热消瘀散结。

（2）其他疗法

1) 滴眼液、眼膏治疗：清热解毒类中药制剂点眼，如黄连滴眼液、千里光滴眼液等。

2) 中药熏洗治疗：可用内服药渣再次煎水，毛巾浸泡后湿热敷眼部或熏洗患眼，亦可先熏后洗，以减轻眼部症状。

3) 针刺治疗：以泻法为主，选列缺、尺泽、攒竹、丝竹空、曲池、合谷等，每次局部取2～3穴，远端取2穴，每日1～2次，交替轮取，10日为1个疗程。实热证明显者，亦可合谷、太阳点刺放血治疗。

2. 西医治疗

（1）局部用药

1) 症状明显或重症患者，可用妥布霉素地塞米松滴眼液，每日 3～6 次;亦可选用双氯芬酸钠滴眼液。

2) 选用 1% 硫酸阿托品眼用凝胶扩瞳,防止虹膜粘连。

(2) 较严重者应加服吲哚美辛等非皮质类固醇类消炎药,病情严重者须全身使用糖皮质激素类药物,从足量开始,待病情控制后逐渐减量至停药。

(3) 对于反复发作的患者,努力寻找病因,待明确病因后积极治疗原发病。

【预防调护】

(1) 少食、不食辛辣炙煿之品,饮食清淡,戒烟戒酒。

(2) 保持七情和畅,按医嘱用药。

(3) 适当加强锻炼,注意寒暖适中,避免潮湿。

单纯疱疹病毒性角膜炎(聚星障)

【定义】

单纯疱疹病毒性角膜炎指由单纯疱疹引起的角膜感染,是病毒性角膜炎中最常见的一种类型。一般为单侧发病,少数可双侧同时或先后发病。有复发倾向。根据病变形态的不同又分为树枝状、地图状、盘状角膜炎。该病发病率占角膜病变的首位,危害严重,可致盲。

本病属于中医学"聚星障"范畴。

【诊断要点】

1. **临床表现**　轻者没有症状或眼内轻度异物感、畏光、流泪、视物模糊;重者眼内刺痛、灼热、畏光、热泪频流、视力障碍。病情严重时可伴有发热、恶寒、头痛等症状。

2. **眼科检查**　可见眼睑水肿难睁,睫状充血或混合充血,角膜知觉减退。初起角膜表面出现细小颗粒样、灰白色小泡,或同时而起,或先后逐渐而生。小泡破溃后即相互融合成线条状溃疡,溃疡连接成沟状,并向两端发展,荧光素染色呈典型树枝状形态,称为树枝状角膜炎。持续一至数周后,病灶修复,可遗留云翳。若病情继续发展,溃疡扩大加深,边缘不整齐,呈灰白色地图状,故名地图状角膜炎,溃疡基底混浊、后弹力层皱褶,常并发虹膜睫状体炎,愈后多留瘢痕。也有开始即表现为深层混浊,角膜荧光素染色大多阴性,而基质层水肿增厚呈灰白色毛玻璃状,多位于角膜中央部,其形如圆盘状,故名盘状角膜炎。病程长,愈后混浊大部分吸收,可遗留较薄的瘢痕。

69

病情严重时并发虹膜睫状体炎,甚至前房积脓,继发青光眼。角膜深层可有新生血管长入。愈后形成斑翳可严重影响视力。反复发作可引起坏死性角膜基质炎,甚至角膜穿孔。

3. 特殊检查

(1) 病毒分离:角膜组织刮片可作病毒分离。

(2) 荧光素标记抗体染色:取上皮刮片或房水细胞。在被感染的细胞质或核内可找到特殊的荧光染色区,证明有病毒存在。

【鉴别诊断】

1. 带状疱疹性角膜炎　带状疱疹性角膜炎由水痘带状疱疹病毒所致,多发生在 40 岁以上。往往有皮肤症状,沿三叉神经眼支分布的皮肤出现串珠状疱疹,一般不超过中线,疼痛先于皮肤疱疹出现。角膜假树枝为略高起的浸润,病灶细小,荧光素着染不良。

2. 棘阿米巴角膜炎　棘阿米巴角膜炎有软性接触镜佩戴史,慢性病程,睫状体充血,与炎症不相称的眼部剧烈疼痛,由角膜中央沿神经分布向角膜周边部呈放射状细胞浸润。

【治疗】

1. 中医治疗

(1) 辨证论治

1) 风热客目证:患眼碜痛、畏光、流泪,抱轮红赤,黑睛浅层点状混浊,或多或少,或疏散或密聚,伴恶风发热,鼻塞,口干咽痛。苔薄黄,脉浮数。

治法:疏风清热。

方药:银翘散加减。

如睫状充血,眼痛明显者,加板蓝根、大青叶、蒲公英、紫草以加强清热解毒之功;加柴胡、黄芩以增加祛肝经风热之效。若眼睑红肿,畏光流泪明显时,加蔓荆子、防风、桑叶,以清肝明目。

2) 肝胆火炽证:患眼碜涩疼痛,灼热畏光,热泪频流,白睛混赤,黑睛生翳,扩大加深,呈树枝状或地图状,或兼见胁痛,口苦咽干,溺黄。舌红,苔黄,脉弦数。

治法:清肝泻火。

方药:龙胆泻肝汤加减。

若病灶色黄,团聚一片者,加金银花、蒲公英、千里光等以清热解毒。若小便黄赤者,加瞿麦、萹蓄以清利小便;或加蝉衣、木贼以退翳明目。

3) 湿热犯目证:患眼泪热胶黏,抱轮红赤,黑睛生翳,如地图状,或黑睛深层生翳,呈圆盘状混浊、肿胀,或病情缠绵,反复发作,伴头重胸闷,口黏纳呆,便溏。舌红,苔黄腻,脉濡数。

治法:清热除湿。

方药:三仁汤加减。

若抱轮红赤显著者,加黄连、赤芍以清热退赤;若黑睛肿胀甚者,加金银花、秦皮、海螵蛸以解毒退翳;若病灶色污秽者,加黄芩、川贝以清热化痰。

4) 阴虚夹风证:眼内干涩不适,畏光较轻,抱轮微红,黑睛生翳日久,迁延不愈或时愈时发,常伴口干咽燥。舌红少津,脉细或细数。或针眼反复发作,红肿硬结不明显,神疲乏力,胃纳不佳,面色萎黄。苔薄或无苔,脉细无力。

治法:滋阴祛风。

方药:地黄丸加减。

亦可加菊花、蝉衣以增退翳明目。若睫状充血明显者,加知母、黄柏以滋阴降火;若兼气短乏力、眼干涩者,加党参、麦冬以益气生津。

(2) 其他疗法

1) 熏洗、湿热敷治疗:可用金银花 15 g,连翘 10 g,蒲公英 15 g,大青叶 15 g,薄荷 6 g,紫草 15 g,柴胡 10 g,秦皮 10 g,黄芩 10 g 等,水煎熏眼;或过滤药汁,待微温时冲洗眼部;或以毛巾浸泡后湿热敷眼部(闭眼),每日 2～3 次,以清热泄毒止痛。

2) 中成药治疗:风热所致者可选用抗病毒冲剂;肝火所致者

可选用牛黄解毒丸。

3）针刺治疗：可选用睛明、四白、丝竹空、攒竹、合谷、足三里、光明、肝俞等穴，每次局部取 2 穴，远端取 2 穴，交替使用，根据病情虚实，酌情使用补泻手法。

2. 西医治疗

（1）滴眼液、眼膏治疗：抗病毒类药物，如 0.15％更昔洛韦眼用凝胶，每日 4～6 次；或 0.1％阿昔洛韦滴眼液，每 1～2 小时 1 次；或清热解毒类中药滴眼液，如 0.2％鱼腥草滴眼液、熊胆滴眼液等，每日 4～6 次。若并发虹膜睫状体炎，需局部散瞳，可选用 1％阿托品滴眼液、眼膏，或托吡卡胺滴眼液。若仅角膜基质圆盘状混浊，在抗病毒的同时，可短期、慎重、合理地局部使用糖皮质激素类滴眼液，如 0.02％氟米龙滴眼液等。

（2）手术治疗：药物治疗无效时，可选用羊膜移植术、结膜瓣遮盖术、深板层角膜移植术。

（3）全身治疗：口服抗病毒类药物，如阿昔洛韦，每日 5 次，每次 200 mg，连服 1～2 周；干扰素肌内注射，以提高机体抵抗力。

【预防调护】

（1）积极锻炼身体，增强抗病能力。

（2）及时预防及治疗感冒或其他热病。

（3）节制饮食，少啖炙煿，以免胃肠蕴热。

（4）保持精神乐观，以防肝郁化火。

（5）保持大便通畅，以免浊气上攻。

（6）黑睛呈现点状、树枝状、地图状等病变者，禁用糖皮质激素。

细菌性角膜炎（凝脂翳）

【定义】

细菌性角膜炎是由细菌感染引起的化脓性角膜炎。往往为眼科急症。若感染得不到有效控制，可发生角膜溃疡穿孔，最终导致眼球萎缩。如炎症能得到有效控制，也或多或少在角膜上留下瘢痕而不同程度地影响视力。

本病属于中医学"凝脂翳"范畴。

【诊断要点】

1. **临床表现** 自觉畏光、流泪，常伴有剧烈的眼痛等刺激症状，严重时可见眼睑痉挛，睁不开眼，视力下降，角膜穿孔后会有剧烈的疼痛和"热泪如汤"。

2. **眼科检查** ① 高度的睫状充血：球结膜呈紫红色充血，越靠近角膜越严重，严重时伴有球结膜水肿。② 由于致病菌的不同，角膜表面可见灰白色或黄白色坏死组织脱落，角膜中央部脓疡，结构模糊不清，前房内有不同程度的积脓，呈黄色或淡绿色。③ 根据菌种不同，角膜上溃疡的形成不一，绿脓杆菌性溃疡呈环形，溃疡表面有大量黄绿色脓性分泌物黏着，其周围角膜高度水肿呈毛玻璃状；匐行性溃疡有灰黄色进展，表面有灰黄色脓液附着，边缘呈潜行状，其周围的角膜仍透明。④ 随着病程发展，溃疡可向纵深发展使后弹力层膨出，溃疡可在 2～5 日穿孔。

3. **特殊检查**

（1）角膜病变组织或分泌物刮片涂片检查或培养检查可发现相应的致病菌。

(2) 药敏检查有助于指导临床用药。

【鉴别诊断】

1. 病毒性角膜炎 两者均有异物感、畏光流泪。但病毒性角膜炎多发生于感冒或者劳累后，泪多、眵少或无眵，角膜损伤多为细点状、树枝状或地图状，有部分患者易反复发作，角膜损伤部位表浅，一般不会穿孔，也多无前房积脓。

2. 边缘性角膜炎 两者均见角膜溃疡。但边缘性角膜炎溃疡见于角膜周边部，眼部刺激症状较轻，溃疡多距角膜缘之间有 1~2 mm 的透明带，好发部位为 2、4、8、10 点处，溃疡持续时间一般为 2~4 周，有自愈倾向，常伴有溃疡性睑缘炎。

【治疗】

1. 中医治疗

(1) 辨证论治

1) 风热壅盛证：病变初起，头目疼痛，畏光流泪，抱轮红赤，黑睛生翳，边界不清，表面污秽，如覆薄脂。舌红，苔薄黄，脉浮数。

治法：祛风清热，退翳明目。

方药：新制柴连汤加减。

若热毒严重者，加金银花、蒲公英、紫花地丁、千里光等。

2) 里热炽盛证：头目剧痛，畏光难睁，热泪如汤，视力下降，白睛混赤浮肿，黑睛生翳，凹陷深大，凝脂肥厚，神水混浊，黄液上冲，常伴有口苦口渴，溲赤便秘。舌红，苔黄，脉弦滑或弦数有力。

治法：泻火解毒。

方药：四顺清凉饮子加减。

若口干便秘严重者，加生石膏、芒硝，以增加清热生津，泻火通腑之功；若眼部疼痛赤热严重者，加玄参、丹皮、乳香、没药，用以清热凉血。

3) 正虚邪恋证：眼部异物感、畏光、疼痛均有减轻，眼内干涩不适，抱轮略红，黑睛翳陷未平，久不收敛，可伴有口干咽燥，体倦便溏。舌红或舌淡少苔，脉细数或细弱。

治法：偏于气虚者，益气养血，托毒退翳；偏于阴虚者，养阴退翳。

方药：偏于气虚者，托里消毒散加减；偏于阴虚者，滋阴退翳汤加减。

（2）其他疗法

1）滴眼液、眼膏治疗：清热解毒类中药制剂点眼，如鱼腥草滴眼液、黄芩滴眼液、千里光滴眼液、穿心莲眼膏等。

2）湿热敷治疗：可用内服药渣再次煎水，毛巾浸泡后湿热敷眼部。

3）针刺治疗：以泻法为主，选合谷、太阳、曲池、太冲、肝俞、攒竹，每次取 2～3 穴，每日 1 次。

2. 西医治疗

（1）局部用药

1）常规选用(左)氧氟沙星滴眼液、妥布霉素滴眼液等抗生素滴眼液，每 2 小时 1 次。临睡前涂抗生素眼膏，如金霉素眼膏、氧氟沙星眼膏等，以控制感染。

2）选用 1% 硫酸阿托品眼用凝胶扩瞳，防止虹膜粘连。

3）可选用庆大霉素 2 万 U，或根据细菌培养结果选用敏感抗生素作结膜下注射。如绿脓杆菌感染者，首选多黏菌素 B 20～25 万 U 做球结膜下注射。

（2）可给予全身足量的抗生素治疗。

（3）溃疡穿孔或接近穿孔时，可使用抗生素眼膏和阿托品眼膏涂眼，加压包扎，每日换药 1 次，可联合口服降眼压药物。

（4）手术治疗：可选用病灶清创联合结膜瓣遮盖术、板层角膜移植术或穿透性角膜移植术。

【预防调护】

（1）平时注意劳动保护，防止角膜外伤。

（2）对于有泪囊炎的患者，需及时进行处理。

（3）行角膜异物剔除术时，需严格无菌操作，器械要严格消毒、无污染,术前可结膜囊冲洗,术后预防感染。

（4）对于绿脓杆菌所致的角膜溃疡,应实行床边隔离,所用的器械严格消毒,防止交叉感染。

（5）饮食须清淡,忌食辛辣,少食肥甘厚味,保持二便通畅。

真菌性角膜炎(湿翳)

【定义】

真菌性角膜炎是由真菌直接感染角膜所引起的一种严重的致盲性角膜炎。本病多见于我国南方温热潮湿气候地区,以夏秋收割季节常见,特别是在发生植物性角膜外伤后。

本病属于中医学"湿翳"范畴。

【诊断要点】

1. 临床表现　起病相对缓慢,眼痛、畏光、流泪刺激症状较轻,眵泪黏稠,视物模糊明显,病程可达2~3个月。

2. 眼科检查　视力可有明显下降,睫状充血或混合充血,角膜浸润灶呈白色或灰白色,圆形或椭圆形或不规则形,表面无光泽,稍高起表面,呈牙膏样或豆腐渣样堆积,外观干燥而粗糙且易刮除,与正常组织分界较清楚,这是因为病灶周围有真菌分解的浅沟,或真菌抗原抗体反应而形成的免疫环。向四周逐渐发展时,可见病灶旁伪足或卫星样浸润灶,称"卫星灶"。角膜内皮出现斑块状沉着物,可伴有前房积脓,其质大多黏稠。严重时脓量较多,可遮盖大部分瞳神,甚则角膜溃破,后弹力膜膨出。

3. 特殊检查

1) 角膜组织刮片:可查到真菌。

2) 角膜共焦显微镜:检查角膜感染组织,可显示角膜的超微结构,辅助真菌角膜炎的诊断。

【鉴别诊断】

1. 病毒性角膜炎　起病急,畏光、疼痛、流泪刺激症状明显。

病变部位表浅,荧光染色后可见病变区呈树枝状、地图状或盘状。可出现溃疡,但一般不穿孔,病变区知觉减退。往往有反复发病史,可由感冒或劳累等诱发。

2. **细菌性角膜炎** 起病急,发展快,自觉症状重,眼眵脓性,角膜病灶表面湿润,涂片与培养有助于诊断。

【治疗】

1. 中医治疗

(1) 辨证论治

1) 湿重于热证:患眼畏光流泪,疼痛较轻,白睛红赤或抱轮微红,黑睛外伤后,新起之翳,表面稍隆起,形圆而色灰白,多伴不思饮食,口淡无味。舌苔白腻而厚,脉缓。

治法:祛湿清热。

方药:三仁汤加减。

若泪液黏稠者,加黄芩、茵陈以清热利湿;若口淡纳差者,常加茯苓、苍术以健脾燥湿。

2) 热重于湿证:患眼碜涩不适,疼痛畏光,流泪黏稠,白睛混赤,黑睛生翳,表面隆起,状如豆腐渣,外观干而粗糙,或见黄液上冲,常伴溺黄便秘。舌红苔黄腻,脉濡数。

治法:清热化湿。

方药:甘露消毒丹加减。

若黄液上冲较甚者,可加薏苡仁、桔梗、玄参以清热解毒排脓;若大便秘结者,可加芒硝、石膏以泻热通腑。

(2) 其他疗法

1) 熏眼或热敷治疗:苦参 15 g,白鲜皮 15 g,车前草 15 g,金银花 15 g,龙胆草 10 g,秦皮 10 g 等药物煎水,待温度适宜时熏眼。

2) 中成药治疗:辨证选择,如热重于湿证选用甘露消毒丸口服。

2. 西医治疗

1) 滴眼液治疗:选用抗真菌滴眼液,如 0.1% 两性霉素 B 滴眼液滴眼;使用散瞳药物,如1‰阿托品滴眼液或眼膏,保持瞳孔散大,防止虹膜后粘连,每日2~3次,直至痊愈。

2) 手术治疗:角膜变薄即将穿孔或已经穿孔者,可行结膜瓣遮盖术或角膜移植术等。

【预防调护】

(1) 防止角膜外伤。

(2) 忌用激素,以防加重病情。

(3) 避免滥用抗生素、激素及免疫抑制剂。

蚕食性角膜溃疡(花翳白陷)

【定义】

蚕食性角膜溃疡,又称 Mooren 角膜溃疡,是一种慢性、进行性、疼痛性角膜溃疡。多见于中老年,常为单眼发病,也可双眼先后发病。目前认为本病可能是一种自身免疫性疾病。

本病属于中医学"花翳白陷"范畴。

【诊断要点】

1. 临床表现　眼痛、畏光流泪及视力下降,随病情发展,患者的角膜刺激症状可发展为不可缓解,甚至难以入眠。

2. 眼部检查　溃疡自角膜缘起,大多病例由睑裂处起病。角膜缘充血和角膜灰色浸润,数周内浸润区出现角膜上皮缺损,融合逐渐形成角膜基质溃疡。向角膜中央缓慢进展,最终累及全角膜。溃疡进展的同时,原溃疡区上皮逐渐修复,同时伴有新生血管长入。如继发感染,可以出现前房积脓和角膜穿孔。

3. 特殊检查　免疫学检查可见病变邻近区域的结膜抑制性 T 细胞减少,IgA 水平升高,浆细胞、淋巴细胞增多,可见结膜上皮中出现免疫球蛋白及补体增加,大量的宿主细胞表达 HLA-Ⅱ类抗原等。

【鉴别诊断】

1. Wegener 肉芽肿病伴发角巩膜缘溃疡　Wegener 肉芽肿病是一种坏死性肉芽肿性血管炎,属于自身免疫性疾病,主要病变是肉芽肿性损害,可累及全身各组织和器官,易引起副鼻窦炎、动脉炎、肺炎、关节炎、肾和眼部的病变,故又名动脉炎肺肾病综合征,以 20～40 岁多见,据报道眼部受累达 50％以上,且约 15％的患者为眼部首发症状。

2. Terrien 边缘角膜变性　Terrien 边缘角膜变性是与免疫性炎症有关的角膜变性。一般无明显疼痛,且多发于上、下角膜缘内。而 Mooren 角膜溃疡疼痛且多发生于睑裂处角巩膜缘。

【治疗】

1. 中医治疗

(1) 辨证论治

1) 肺肝风热证:患眼视力下降,碜涩疼痛,流泪,抱轮红赤,黑睛边缘骤生翳障,渐渐扩大,四周高起,中间低陷,畏光难睁,眼痛。舌红,苔薄黄,脉浮数。

治法:疏风清热。

方药:加味修肝散加减。

若白睛混赤甚者,加桑白皮以助清肺热;若黑睛生翳渐大者,加龙胆草以助清肝热。

2) 热炽腑实证:患眼视力下降,头目疼痛,碜涩畏光,热泪频流,白睛混赤,黑睛生翳溃陷,从四周蔓生,迅速侵蚀整个黑睛,遮盖瞳神,或见黄液上冲,多伴发口渴,溲黄便结。舌红,苔黄,脉数有力。

治法:通腑泻热。

方药:泻肝散加减。

若白睛混赤严重者,可加桑白皮、金银花、夏枯草以清肝泻肺;若伴黄液上冲者,重用栀子、泽泻、生石膏、天花粉以清热泻火。

3) 阳虚寒凝证:患眼视力下降,头眼疼痛,白睛暗赤,黑睛生翳溃陷,状如蚕蚀,迁延不愈,常兼四肢不温。脉沉细,舌淡无苔或白滑苔。

治法:温阳散寒。

方药:当归四逆汤加减。

亦可加丹参、红花以活血通脉;或加木贼、蝉蜕、防风以退翳明目。

（2）其他疗法

1）熏眼及湿热敷治疗：金银花 15 g，蒲公英 15 g，黄连 10 g，当归尾 12 g，防风 10 g，杏仁 10 g，龙胆草 15 g 等药物煎水过滤后熏眼，亦可水煎后作湿热敷。

2）滴眼液治疗：清热解毒及退翳滴眼液，用 0.5%熊胆滴眼液滴眼等。

3）重症患者可用鱼腥草注射液，每次 0.5 mL，球结膜下注射，隔日 1 次。

2. 西医治疗

1）使用糖皮质激素滴眼液，如 1%醋酸泼尼松龙滴眼液；或使用胶原酶抑制剂，如 2%半胱氨酸滴眼液滴眼；或使用免疫抑制剂滴眼，如 1%～2%环孢霉素 A 滴眼液、0.05% FK506 滴眼液等，每日 4～6 次。

2）应用散瞳药物，如用 1%阿托品滴眼液或眼膏，以防虹膜后粘连；

3）抗生素类滴眼液防止细菌感染，可选用 0.25%氯霉素滴眼液、0.3%诺氟沙星滴眼液、0.3%妥布霉素滴眼液等。

4）手术治疗：选用改良割烙术、羊膜覆盖术、板层角膜移植术等。

【预防调护】

（1）积极治疗，防止角膜溃破。

（2）仔细检查，及时排除多重感染。

（3）节制饮食，忌食辛辣刺激之品。

角膜基质炎(混睛障)

【定义】

角膜基质炎是位于角膜基质深层的非化脓性炎症。通常不累及角膜上皮,不会形成溃疡,常表现为淋巴细胞浸润和新生血管形成。大多数角膜病变是由于感染所致的免疫反应性炎症所致。以先天性梅毒最为常见。

本病属于中医学"混睛障"范畴。

【诊断要点】

1. **临床表现** 眼部可有疼痛、畏光、流泪等刺激症状,伴有水样分泌物和眼睑痉挛。轻症患者可无明显的临床表现。

2. **眼部检查** 睫状充血或混合充血,角膜基质层有浓密的细胞浸润,多从周边向中央发展。病变区角膜增厚,呈毛玻璃样外观,后弹力层皱褶,多伴有虹膜睫状体炎,角膜后可见灰白色角膜后沉着物(KP),甚至前房积脓。数月后新生血管长入,在角膜板层呈红色毛刷状。炎症消退后,角膜内血管闭塞,病变部角膜留有厚薄不一的瘢痕。萎缩的血管吸收后在角膜基质层内表现为灰白色纤细状,称幻影血管。

3. **辅助检查**

(1)血清学检查:如康-华反应、荧光素螺旋体抗体吸附试验(FTA－ABS)或微量血清梅毒螺旋体试验(TPHA)阳性。

(2)结核菌素(OT)试验阳性,或胸透、胸部 X 线片可发现肺部结核病灶等。

【鉴别诊断】

1. **梅毒性角膜基质炎** 梅毒性角膜基质炎是先天性梅毒的

晚期表现之一,多发生在 5~20 岁,父母既往有性病史,母亲有流产和死产史,梅毒血清检查呈阳性,眼部征象包括胡椒盐状脉络膜视网膜炎或视神经萎缩,患者常有其他晚期梅毒表现。

2. 结核性角膜基质炎　结核性角膜基质炎患者有全身结核分枝杆菌感染、结核菌素试验阳性及全身结核感染的病史。

3. 麻风性角膜基质炎　麻风性角膜基质炎患者面部有典型的狮样面容,角膜神经可发生节段性的增粗,形成串珠状,虹膜表面出现小砂石状乳白色结节,睑裂处角巩膜缘的巩膜侧有黄色胶样结节及角膜颞侧浅层血管翳。

4. 单纯疱疹病毒性角膜基质炎　单纯疱疹病毒性角膜基质炎有反复发作的病史,典型的角膜基质内炎性水肿,由于基质组织混浊和炎性浸润,久之有脂质样变性、新生血管长入及角膜知觉减退等。

【治疗】

1. 中医治疗

(1) 辨证论治

1) 肝经风热证:眼痛,畏光流泪,抱轮红赤,黑睛深层混浊,兼有头痛鼻塞。舌红,苔薄黄,脉浮数。

治法:祛风清热。

方药:羌活胜风汤加减。

若白睛红赤明显者,加金银花、菊花、蒲公英以清热解毒;若系梅毒引起者,加土茯苓以驱梅毒。

2) 肝胆热毒证:患眼刺痛,畏光流泪,抱轮黯红,或白睛混赤,黑睛深层呈圆盘状灰白色混浊肿胀,或赤脉贯布,或赤白混杂,可伴口苦咽干,便秘溲黄。舌红,苔黄,脉数。

治法:清热解毒,凉血化瘀。

方药:银花解毒汤加减。

若黑睛灰白混浊肿胀增厚者,加车前子、茺蔚子以利水消肿;若黑睛赤脉瘀滞甚者,加当归尾、赤芍、桃仁、红花以活血化瘀;若口渴欲饮者,加生石膏、知母以助清热;若便秘者,加玄明粉以助大黄通腑泻下;若系梅毒引起者,加土茯苓以驱梅毒。

3) 湿热内蕴证:患眼胀痛,畏光流泪,抱轮红赤,或白睛混赤,黑睛深层呈圆盘状灰白色混浊、肿胀,常伴有头重胸闷,纳少便溏。舌苔黄腻,脉濡数。

治法:清热化湿。

方药:甘露消毒丹加减。

若黑睛肿胀明显者,加车前子、薏苡仁以利水渗湿;若食少纳呆者,加陈皮、枳壳以理气调中。

4) 阴虚火炎证:病变迁延不愈或反复发作,干涩隐痛,轻度抱轮红赤,黑睛深层混浊,兼见口干咽燥。舌红少津,脉细数。

治法:滋阴降火。

方药:滋阴降火汤加减。

亦可加木贼、蝉蜕以退翳明目;若腰膝酸软者,可加枸杞子、菟丝子以增强补肝肾之功。

(2) 其他疗法:湿热敷。

内服中药药渣再次煎水过滤,作湿热敷,每日 3～4 次。

2. 西医治疗

(1) 滴眼液治疗:① 糖皮质激素类滴眼液,如选用 0.5％醋酸氢化泼尼松龙滴眼液或 0.5％醋酸可的松滴眼液等。② 散瞳,用 1％阿托品滴眼液或眼膏,以防止瞳神干缺。③ 亦可选用抗生素或抗病毒滴眼液滴眼。

(2) 角膜瘢痕形成造成视力障碍者,可行角膜移植术。

【预防调护】

(1) 坚持治疗,定期随访。

(2) 饮食清淡,以免助火生热。

角膜瘢痕（宿翳）

【定义】

角膜瘢痕是角膜疾病痊愈后遗留在角膜的瘢痕翳，其边缘清晰，表面光滑，无红、痛、流泪。

本病属于中医学"宿翳"范畴。现代医学的角膜薄翳、角膜斑翳、角膜白斑、粘连性角膜白斑又分别相当于"宿翳"中的冰瑕翳、云翳、后翳、斑脂翳。

【诊断要点】

1. **临床表现**　视物不清，无赤痛流泪等。位于黑睛周边而未遮瞳神者，视力影响较小；位于黑睛中央而遮蔽瞳神者，可严重影响视力。

2. **眼科检查**　黑睛上有白色翳障，形状不一，厚薄不等，部位不定，但表面光滑，边缘清楚，眼无赤痛，角膜荧光素染色检查阴性。若翳菲薄，如冰上之瑕，须在集光下方能察见者，为冰瑕翳；若翳稍厚，如蝉翅，似浮云，自然光线下可见者，为云翳；若翳较厚，色白如瓷，一望则知者，为厚翳；若翳与黄仁黏着，其色白中带黑，或有细小赤脉牵绊，瞳神倚侧不圆者，称斑脂翳。

【鉴别诊断】

1. **角膜老年环**　角膜老年环导致周边角膜基质内类脂质沉着造成的边缘性角膜混浊。从上、下方的角膜缘开始，逐渐发展，形成环状，1 mm 宽，外界清晰，内界模糊，黄白色，与角膜缘间有透明的角膜带分隔，中央角膜不受累。

2. **圆锥角膜**　圆锥角膜引起角膜扩张，中央部向前凸出、变薄,呈圆锥形,并产生高度不规则散光。角膜后弹力层破裂后角膜水肿、角膜瘢痕。

【治疗】

1. 中医治疗

(1) 辨证论治

1) 阴虚津伤证:黑睛疾病后期,眼内干涩不适,遗留瘢痕翳障。舌红,苔薄白,脉细。

治法:养阴退翳。

方药:滋阴退翳汤加减。

亦可加乌贼骨、蒲公英以增退翳明目之功。

2) 气血凝滞证:黑睛素翳日久,赤脉伸入翳中,视力下降;或见舌红苔薄白,脉缓。

治法:活血退翳。

方药:桃红四物汤加减。

亦可加木贼、蝉蜕、谷精草、密蒙花等以退翳明目。

(2) 其他疗法:针灸治疗。

取睛明、承泣、瞳子髎、睛明等为主穴,翳明、攒竹、太阳、合谷等为配穴,每次主、配穴各 2~3 穴,交替轮取,平补平泻每日 1 次,每次留针 30 分钟,30 日为 1 个疗程。

2. 西医治疗

1) 滴眼液治疗:可用乙基吗啡滴眼液,浓度自 1% 开始,渐增至 5%,以消除或减薄角膜瘢痕。

2) 手术治疗:若翳厚且遮挡瞳孔,可考虑作角膜移植手术或光学虹膜切除手术。

【预防调护】

注意用眼卫生,减少隐形眼镜的佩戴次数,避免眼部外伤,防止角膜疾病的复发。

角膜软化症(疳积上目)

【定义】

角膜软化症是由维生素 A 缺乏而引起的一种角膜软化及坏死。常因继发感染而使角膜溶解、崩溃,并以粘连性角膜白斑或角膜葡萄肿而告终的眼病。多见于 4 岁以下儿童,双眼受累,是贫困地区儿童的常见致盲眼病。

本病属于中医学"疳积上目"范畴,又名小儿疳眼外障、小儿疳伤、疳毒眼、疳眼。

【诊断要点】

1. **临床表现** 早期多有夜盲,干涩畏光,或频频眨眼,或闭目不睁,继而眼痛,流泪,视力下降。常有全身营养不良。患儿精神萎靡不振,哭声嘶哑,皮肤干燥粗糙。可伴有咳嗽、腹泻。

2. **眼科检查** 按照本病眼部表现,可分为三期。

(1)夜盲期:最早出现。因患儿年幼不能诉述而常被忽视。

(2)结膜干燥期:球结膜失去光泽和弹性,色秽暗,表面好像涂了一层蜡质。眼球转动时呈现向心性皱纹。在内外侧球结膜上可见基底向角膜缘的三角形泡沫状上皮角化斑,称 Bitot 斑,银白色,不被泪液所湿润。同时有角膜上皮失去光泽,上皮脱落,感觉迟钝。

(3)角膜软化期:病情进一步发展,角膜呈灰白色或黄白色混浊,进而基质溶解坏死形成溃疡。如继发感染,则出现前房积脓,角膜溃疡穿孔,虹膜脱出,眼内容物脱出,导致失明。

【鉴别诊断】

1. **原发性视网膜色素变性** 两者均有夜盲症状,但原发性视网膜色素变性眼底可见视盘蜡黄,视网膜血管变细,骨细胞样色素沉着,视野逐渐变小;而角膜软化症以结膜、角膜的症状为主。

2. **蚕食性角膜溃疡** 两者均可出现角膜溃疡。蚕食性角膜溃疡发于角膜周边部,沿角膜周边部延伸,再向角膜中央匐行发展。角膜软化症角膜溃疡发生在角结膜干燥表现之后,可见 Bitot 斑,角膜上皮脱落,感觉迟钝。

【治疗】

1. 中医治疗

(1) 辨证论治

1) 肝脾亏虚证:夜盲,白睛干涩,频频眨目,白睛、黑睛失泽,多兼体瘦面黄,脘胀纳少。舌质淡红,苔薄白,脉细。

治法:健脾消积,养阴退翳。

方药:参苓白术散加减。

若夜盲严重者,加枸杞子、夜明砂以补精血明目;若脘腹胀满者,可加厚朴、陈皮以行气宽中。

2) 中焦虚寒证:夜盲畏光,眼涩疼痛,白睛干燥,抱轮微红,黑睛灰白色混浊或溃烂,多伴有面色无华,四肢不温,大便频泄,完谷不化。舌淡,苔薄,脉细弱。

治法:温中散寒,补益脾胃。

方药:附子理中汤加减。

若脘腹冷痛,可加肉桂以增温中散寒之力。

(2) 其他疗法

1) 针灸治疗:可选中脘、天枢、足三里、气海、脾俞、胃俞、肝俞、肾俞、四缝等穴,每日 1 次,10 日为 1 个疗程,用平补平泻法。

2) 捏脊疗法:从长强至大椎穴,以两手指背横压在长强穴部位,向大椎穴推进的同时以两手拇指与示指将皮肤肌肉捏起,交替向上,直至大椎,作为 1 次。如此连续捏脊 6 次。在推捏第 5、6 次时,以拇指在肋部将肌肉提起,提 4~5 下,捏完后再以两拇指从命门向肾俞左右推压 2~3 下。每日 2~3 次,连续 3~5 日。以调理脾胃,调和阴阳,疏通经络。

2. 西医治疗

1) 滴眼液治疗:维生素 A 油剂、抗生素滴眼液、阿托品散瞳剂,根据病情选用。

2) 补充维生素 A、矫正水电解质平衡,请儿科、内科会诊,以治疗其全身疾病。

3) 手术治疗:可考虑羊膜植入、角膜移植等手术。

【预防调护】

(1) 宣传教育,合理喂养婴幼儿、不偏食。

(2) 婴幼儿患消耗性疾病时,不应无原则忌口。

(3) 小儿频频眨目,或闭眼不开,应及时就诊。

(4) 出现角膜软化溃疡时,应避免患儿用手揉眼及检查时按压患眼,以防促成角膜穿孔。

第二章

内 眼 病

前葡萄膜炎（瞳神紧小、瞳神干缺）

【定义】

前葡萄膜炎的发病率占葡萄膜炎的 50%～60%，包括虹膜炎、虹膜睫状体炎、前部睫状体炎三种类型，其中以虹膜睫状体炎最为常见。临床上可急性或慢性发病，治疗不当常可引起严重并发症，是眼科常见病、多发病。

根据病症特点，前葡萄膜炎急性发作时，属于中医学"瞳神紧小"范畴；前葡萄膜炎慢性期属于中医学"瞳神干缺"范畴。

【诊断要点】

1. 临床表现　以突发眼痛、眼红、畏光、流泪、视物模糊为主要症状。眼痛特点为坠痛，痛连患眼眉骨颞部，入夜尤甚。光刺激和压迫眼球时疼痛明显。自觉症状与炎症的程度成正比，有反复发作的特点。初发时视力下降可不明显，随着炎症加重及并发症的出现，视力可严重下降；或可伴有发热、头痛、关节酸楚疼痛等。

2. 眼科检查

（1）睫状充血：是以睫状血管为主的角膜周围血管网的充血和上巩膜血管扩张。充血靠近角膜呈黯红色，严重者并发结膜充血和水肿，即混合充血。

（2）房水混浊：炎症时虹膜睫状体血管扩张，通透性增强，房水内蛋白和细胞增加，使房水混浊。裂隙灯下前房内的光束成为灰白色光带，即 Tyndall 现象阳性，并可见浮游的炎症细胞。严重时出现纤维素性渗出及脓性渗出，沉积于下方形成前房积脓。

（3）角膜后沉着物：炎症时房水中进入炎性细胞和纤维素，随

93

着房水的不断对流及温差的影响,渗出物逐渐下沉于角膜内皮层,排列成基底向下的三角形的角膜后沉着物。角膜后沉着物分为尘状、中等大小、羊脂状三种类型。尘状、中等大小角膜后沉着物,主要由多核中性粒细胞、淋巴细胞和少量浆细胞组成,前者多见于非肉芽肿性虹膜睫状体炎,后者多见于 Fuchs 虹膜异色性葡萄膜炎及病毒性角膜炎并发的葡萄膜炎。羊脂状角膜后沉着物主要是由类上皮细胞、巨噬细胞集合而成,多见于肉芽肿性和慢性虹膜睫状体炎,如结核结节病、Vogt - Koyanagi-Harada 综合征等。

(4)瞳孔变小、变形:由于炎症刺激,瞳孔括约肌收缩,瞳孔缩小,对光反应迟钝或消失,中医称为瞳神紧小。严重时,瞳孔缘肿胀及渗出物易使虹膜与晶状体前囊发生粘连,最终引起瞳孔闭锁或膜闭。虹膜发生后粘连时,应及时使用散瞳剂,可拉开后粘连的虹膜。炎症严重或治疗延误,不能全部拉开后粘连的虹膜,则形成梅花状、梨状或不规则形瞳孔,中医称为瞳神干缺。

(5)虹膜纹理不清:虹膜组织水肿充血而表现为纹理不清,颜色秽暗,肉芽肿性炎症可形成虹膜结节。炎症反复发作,可引起虹膜色素脱落,可出现虹膜萎缩或后期引起新生血管。炎症期也可发生周边虹膜前粘连,导致房角关闭。

3. 特殊检查

(1)血液检查:红细胞沉降率加快;血浆丙种球蛋白、急性反应蛋白水平增高;血清肌酐和尿素氮水平升高;嗜酸粒细胞增高等。

(2)尿液检查:蛋白尿,血尿,尿中出现白细胞,尿中 β_2 -微球蛋白升高,尿糖阳性,但血糖水平正常等。

(3)免疫学检查:主要为 HLA 抗原分型检查。如发现患者为急性复发性双眼交替发作的非肉芽肿性前葡萄膜炎要进行 HLA - B27 抗原分型、摄骶髂关节 X 线片等检查;如发现有前房积脓和多型性皮肤病变,应进行 HLA - B5 抗原或 B51 抗原分型检查、皮肤过敏反应性试验、荧光素眼底血管造影等检查。

（4）其他辅助检查：如患者有肉芽肿性前葡萄膜炎和腹泻、便血等病变，应行肠道内镜检查和活组织检查。活体超声显微镜检查可发现前葡萄膜炎患者虹膜后的渗出物、睫状体水肿、渗出、萎缩、脱离、机化膜形成等改变。

4. 并发症

（1）继发性青光眼：虹膜后粘连、瞳孔闭锁、瞳孔膜闭引起瞳孔阻滞，或炎症细胞、组织碎片阻塞房角，以及虹膜前粘连、房角新生血管等，均可造成房水流出受阻，继发青光眼。

（2）并发性白内障：炎症反复发作或持续存在，炎症介质引起房水成分改变，影响晶状体代谢，造成晶状体混浊。常见于后囊下混浊，也可表现为前囊上皮、赤道部混浊。

（3）眼球萎缩：长期睫状体炎症可造成睫状体萎缩，房水分泌减少，眼球缩小变软，视力丧失，即眼球萎缩。

【鉴别诊断】

1. **急性结膜炎** 急性结膜炎呈急性发病，有异物感、烧灼感，分泌物多，且能传染流行，检查见眼睑肿胀，结膜充血。而前葡萄膜炎眼球坠痛、睫状充血、视力下降明显，有瞳孔缩小变形、前房炎症反应，无传染流行，无分泌物。

2. **急性闭角型青光眼** 急性闭角型青光眼呈急性发病，视力突然下降，头痛，恶心，呕吐，角膜上皮水肿，前房浅，房水闪辉但无炎症细胞，瞳孔呈椭圆形散大，眼压增高。而前葡萄膜炎大量角膜后沉着物，前房不浅，房水炎症细胞，瞳孔缩小，眼压正常或偏低等可作鉴别。

3. **眼内肿瘤** 一些原发性眼内肿瘤或转移瘤，可引起前房积脓等改变，但从病史、临床表现、超声、CT 及 MRI 检查等可予鉴别。

4. **能引起前葡萄膜炎的全葡萄膜炎** 一些类型的葡萄膜炎，如贝赫切特综合征、Vogt - Koyanagi-Harada 综合征，不但可引前葡萄炎，还可引起眼后段炎症，可作 B 超、光学相干断层成像术

(OCT)等检查加以确诊。

【治疗】

1. 中医治疗

（1）辨证论治

1）肝经风热证：起病急，瞳神紧小，眼珠坠痛，视物模糊，畏光流泪，抱轮红赤，神水混浊，黄仁晦暗，纹理不清，可见头痛发热，口干。舌红，舌苔薄白或薄黄，脉浮数。

治法：祛风清热。

方药：新制柴连汤。

若目中赤痛较甚，加生地黄、丹皮、丹参、茺蔚子凉血活血，增强退赤止痛的作用。

2）肝胆火炽证：瞳神甚小，珠痛拒按，痛连眉棱，抱轮红甚，神水混浊，黑睛之后或见血液沉积，或有黄液上冲，可见口苦咽干，烦躁易怒。舌红，苔黄，脉弦数。

治法：清泻肝胆。

方药：龙胆泻肝汤。

若眼赤痛较甚，或黑睛之后有血液沉积者，加丹皮、赤芍、蒲黄以凉血活血或止血；若见口渴便秘、黄液上冲者，宜加生石膏、知母、大黄等清泻阳明之火。

3）风湿夹热证：发病或急或缓，瞳神紧小或偏缺不圆，目赤痛，眉棱、颞颥闷痛，视物昏朦，或黑花自见，神水混浊，黄仁纹理不清，可见头痛胸闷，肢节酸痛。舌苔黄腻，脉弦数或濡数。

治法：祛风除湿清热。

方药：抑阳酒连散。

若赤痛较甚者，宜酌减独活、羌活、白芷等辛温发散药物，加茺蔚子、赤芍清肝凉血，活血止痛；若为风湿偏盛，热邪不重，脘闷苔腻者，宜去知母、黄柏、寒水石等寒凉泻火药物，酌加厚朴、白蔻、茯苓、薏苡仁宽中利湿。

4）肝肾阴虚证：病势较缓和（或）病至后期，眼干涩不适，视物昏花,赤痛时轻时重,反复发作,瞳神多见干缺不圆,可见头晕失眠,五心烦热,口燥咽干。舌红少苔,脉细数。

治法:滋养肝肾。

方药:杞菊地黄丸。

若眼部赤痛较重者,宜加苦寒泄热之知母、黄柏,共奏滋阴降火之功。

5) 虚火上炎证:病势轻缓,或病至后期,或缠绵不愈,时轻时重,反复发作,瞳神多干缺不圆,伴见时而赤痛,干涩不适,视物昏花,或兼头晕失眠,烦热,口干。舌红少苔,脉细数。

治法:滋阴降火。

方药:知柏地黄汤加减。

若阴虚重者,加枸杞子、白菊花、女贞子、楮实子,以增强养阴补血,益精明目的作用。

(2) 其他疗法

1) 清热解毒滴眼液治疗:如黄芩滴眼液、秦皮滴眼液等,每日3次。

2) 局部热敷治疗:常用热水或内服药渣煎水作湿热敷,以退赤止痛,每日2~3次。

3) 针刺法:① 体针常用穴为睛明、攒竹、瞳子髎、丝竹空、肝俞、足三里、合谷。每日局部取2穴,远端配1~2穴。② (耳针)可取耳尖、神门、眼等穴。

2. 西医治疗

(1) 抗炎滴眼液、眼膏的局部治疗:主要有两类药物,一类为糖皮质激素类滴眼液、眼膏,如妥布霉素地塞米松滴眼液、妥布霉素地塞米松眼膏;另一类为非甾体类滴眼液,如双氯芬酸钠滴眼剂等。妥布霉素地塞米松滴眼液每日3~4次,双氯芬酸钠滴眼剂每日3~8次,妥布霉素地塞米松眼膏每日1~2次,以上药物根据病情酌情使用并逐渐减量。

(2) 局部使用扩瞳剂:可防止虹膜后粘连及由此而引起的一

系列严重并发症,也有助于缓解眼部疼痛。常用药物为 1%阿托品滴眼液或眼膏,每日滴眼 1～3 次,视病情而定。阿托品滴眼液滴眼后,应压迫内眦部 3～5 min。

(3) 必要时可激素类药物球旁注射,病情十分严重者,酌情全身使用皮质激素。

(4) 病因治疗:如有结核可行抗结核治疗,有梅毒可行抗梅毒治疗。

【预防调护】

(1) 初发时及时散瞳,防止虹膜后粘连。

(2) 应用糖皮质激素药物宜适量,按规律递减,注意不良反应。

(3) 积极治疗原发病,定期复查,预防复发。

(4) 少吃辛辣刺激性食物,保持大便通畅,戒烟酒,节房事,以防助湿生热。

(5) 外出可戴有色眼镜,避免光线刺激。

后葡萄膜炎(视瞻昏渺、云雾移睛)

【定义】

后葡萄膜炎是一组累及脉络膜、视网膜、视网膜血管和玻璃体的炎症性疾病。临床上包括脉络膜炎、视网膜炎、脉络膜视网膜炎、视网膜色素上皮炎、视网膜脉络膜炎和视网膜血管炎等多种类型。

本病属于中医学"云雾移睛""视瞻昏渺"等范畴。

【诊断要点】

1. **临床表现** 症状与炎症的类型、受累部位及严重程度有关。可见眼前黑影或有闪光感、视力减退或视物变形,合并全身性疾病者则有相应的全身症状。

2. **眼科检查** 眼前段大多无改变,偶尔可出现少量角膜后沉着物、前房闪辉、房水中少量炎症细胞。玻璃体呈尘状或絮状混浊;急性期病变眼底见局灶性或弥漫性边界不清的黄白色渗出灶,晚期形成瘢痕病灶,出现色素或脱色素灶;视网膜血管炎者,眼底可见血管鞘、血管闭塞和出血等;视网膜或黄斑水肿,甚者可发生渗出性视网膜脱离、增生性视网膜病变和玻璃体积血。眼底荧光素血管造影(FFA)可见明显荧光素渗漏,脉络膜视网膜屏障破坏,后期视网膜呈普通强荧光。眼底吲哚青绿血管造影有助于发现脉络膜新生血管(choroidal neovascularization,CNV)、渗漏等病变。B超、OCT、CT和MRI等检查对确定炎症引起的病变或在追溯病因上可起到一定的作用。

3. **特殊检查**

(1) 胸部 X 线片确定肺部感染和肿瘤、红细胞沉降率增高、类风湿因子增高、HLA-B27 抗原阳性等有助于查找病因。

（2）血清学检查、眼内液病原体直接涂片检查、聚合酶链反应测定感染因素的 DNA、病原体培养、抗体测定等，有助于病因诊断。

【鉴别诊断】

需与前葡萄膜炎（瞳神紧小，瞳神干缺）相鉴别。两者均有视物模糊，但前葡萄膜炎主要表现以眼球坠痛、畏光流泪、视力减退为主要症状，可见睫状体充血或混合充血、角膜后壁沉着物、房水闪辉、瞳孔缩小、虹膜后粘连等，可作鉴别。

【治疗】

1. 中医治疗

（1）湿热蕴蒸证：眼前似有黑影漂浮，视物昏花或变形，玻璃体呈尘状、絮状混浊，眼底见黄白色渗出物，或黄斑水肿，或兼胸闷，脘腹痞满。舌红，苔黄腻，脉濡或数。

治法：清热利湿。

方药：三仁汤加减。

若心烦口苦者，加黄芩、栀子、金银花、连翘清热泻火；若食少纳呆者，加白扁豆、茯苓健脾和中；若水肿渗出明显者，加车前子、泽兰、猪苓、浙贝母祛湿化痰。

（2）阴虚火旺证：眼前有黑花飞舞，视物昏花或变形，双目干涩，玻璃体混浊，眼底色素紊乱或脱失，或兼有头晕耳鸣，腰膝酸软，五心烦热，咽干口燥。舌红苔少，脉弦细。

治法：滋阴降火。

方药：知柏地黄汤加减。

若心烦失眠者，加麦冬、五味子滋阴安神；若视物昏花者，加枸杞子、女贞子滋肾明目。

2. 西医治疗

（1）病因治疗：确定有感染因素者，给予抗感染治疗，如抗结核药异烟肼、利福平、吡嗪酰胺和乙胺丁醇等。

（2）糖皮质激素：口服泼尼松，初始量为每日（1～1.2）mg/kg，随病情好转逐渐减量。甚者可给予甲基泼尼松龙等静脉滴注。

（3）免疫抑制剂：若糖皮质激素治疗无效，可选用苯丁酸氮芥、环孢霉素 A、环磷酰胺等免疫抑制剂，在治疗过程中应注意其毒副反应。

【预防调护】

（1）眼前阴影漂浮明显，又出现闪光者，宜详查眼底，以防止视网膜脱离。

（2）长期使用免疫抑制剂，应定期检查肝肾功能、血常规、血糖等，以免出现严重的药物毒副反应。

（3）患者应注意饮食清淡，避免辛辣及煎炸油腻之品，以免助火生热。

急性闭角型青光眼(绿风内障)

【定义】

急性闭角型青光眼是一种因眼前房角的急性闭塞导致房水排出障碍,引起眼压急剧升高并伴有相应症状和眼前段组织改变为特征的眼病。临床分六期:临床前期、前驱期、急性发作期、间隙期、慢性期、绝对期。多见于 50 岁以上老年人,女性居多。

本病属于中医学"绿风内障"范畴,又名绿风、绿水灌珠、绿风变花等。

【诊断要点】

1. 临床表现

(1)前驱期:发病前常在情志刺激或过用目力后自觉眼珠微胀,鼻根酸痛,患眼同侧额部疼痛,傍晚视物昏朦,视灯光如彩虹,经休息后症状缓解或消除。

(2)急性发作期:起病急骤,眼胀欲脱,患眼同侧头痛如劈,视灯光如彩虹,视物不清或视力骤降。常伴有恶心、呕吐等全身症状,易误诊为急性胃肠炎或颅内疾患。应详细询问病史及检查,加以鉴别。

(3)间隙期:急性发作的病例,大多数经过治疗,或者极少数未经治疗,症状消失,关闭的房角重新开放,眼压降至正常,病情可以得到暂时缓解,局部充血消失,角膜恢复透明,视力部分或完全恢复。个别短期无光感的病例,若及时降低眼压,尚可恢复一些有用视力。此期称为急性闭角型青光眼缓解期,若及时施行周边虹膜切除术,可防止急性发作。

（4）慢性期：由没有缓解的急性发作期迁延而来。眼局部无明显充血，角膜透明，瞳孔中等度散大，常有程度不同的周边虹膜前粘连，眼压中度升高 35～50 mmHg(1 mmHg＝0.133 kPa)，晚期病例可见视盘呈病理性凹陷及萎缩，部分病例可见动脉搏动，视力下降及青光眼性视野缺损。

（5）绝对期：一切持久高眼压的病例最终均可导致视力完全丧失无法挽回。

2. 眼科检查

（1）前驱期：眼压升高，眼部可有轻度充血或不充血，角膜轻度雾状水肿，瞳孔稍扩大，对光反射迟钝，前房角部分关闭。休息后可缓解，可反复多次发作。

（2）急性发作期

1）视力锐减：常为数指或手动，严重时仅存光感。

2）混合充血明显：伴有结膜表层血管充血怒张，有时有轻度眼睑和结膜水肿。

3）角膜水肿：呈雾状混浊，有时上皮发生水疱，知觉减退或消失，角膜后可有色素沉着。

4）前房极浅：前房角闭塞，房水中可见细胞色素颗粒飘浮，甚至有纤维蛋白性渗出物。

5）瞳孔散大，呈竖椭圆形，对光反应消失。因屈光间质水肿，瞳孔呈青绿色反应，故名青光眼或绿风内障。

6）眼压急剧升高，多在 50 mmHg 以上，最高可达 70～80 mmHg 以上，触诊眼球坚硬如石。

7）虹膜瘀血肿胀、纹理不清：病程较久者，虹膜大环的分支被压，血流受阻，虹膜色素脱落，呈扇形萎缩，或称节段性虹膜萎缩。

8）角膜水肿消退，可见视盘充血，静脉充盈，视盘附近视网膜偶尔有小片状出血，有时可见动脉搏动。

9）晶状体的改变：由于眼压急剧上升，晶状体前囊下可出现灰白色斑点状、棒状或地图状的混浊，称为青光眼斑。眼压下降也不会消失,作为急性发作的特有标志而遗留。青光眼斑、虹膜扇形萎缩和角膜后色素沉着,称为青光眼急性发作后的三联征。

3. 特殊检查

(1) 前驱期各症状多不典型,若疑为本病者可行暗室试验、暗室俯卧试验、饮水试验、散瞳试验等辅助诊断。试验前后眼压升高超过 8 mmHg 者为阳性。可进一步作青光眼排除试验。

(2) 房角镜检查及超声生物显微镜(UBM)检查:观察高、低眼压时前房角是否有狭窄(判断房角属窄Ⅰ、窄Ⅱ、窄Ⅲ、窄Ⅳ)、粘连及粘连的程度,对诊断和治疗均有重要意义。

(3) 视野检查:早期视野可正常,反复发作后可致视野缺损。

【鉴别诊断】

1. 急性虹膜睫状体炎　鉴别要点主要是前房深度、瞳孔大小及眼压。急性虹膜睫状体炎前房深度正常,瞳孔缩小,有后粘连,呈不规则形,眼压正常、偏低或稍高,此外,角膜后壁有较多灰白色沉着物,房水闪光明显阳性,有浮游物;急性闭角型青光眼前房浅,瞳孔半开大,眼压升高,角膜后壁可有少量棕色沉着物,房水闪光可为阳性,但一般较轻。

2. 全身其他系统疾病　因闭角型青光眼急性发作时,常有头痛、恶心、呕吐等症状,可被误诊为脑血管疾病或胃肠系统疾病。应详细询问病史,必要的眼部检查后不难做出正确诊断。

【治疗】

1. 中医治疗

(1) 辨证论治

1) 肝胆火炽,风火攻目证:发病急剧,头痛如劈,眼珠肿胀欲脱,连及目眶,视力急降,抱轮红赤或白睛混赤浮肿,黑睛呈雾状混浊,瞳神散大,瞳内呈淡绿色,眼珠变硬,甚至肿胀如石,可见恶心呕吐,或恶寒发热,溲赤便结。舌红,苔黄,脉弦数。

治法:清热泻火,凉肝息风。

方药:绿风羚羊饮。

亦可加石决明、牛膝、细辛更有开窍明目、通络行滞的作用。若呕吐甚者,酌加竹茹、法夏之类降逆止呕;若热极动风,阴血已伤之证,则宜凉肝息风为主,用羚羊钩藤汤加减。

2) 痰火动风,上阻清窍证:起病急骤,头眼剧痛诸症与肝胆火炽者同。常伴身热面赤,动辄眩晕,恶心呕吐,溲赤便结。舌红,苔黄腻,脉弦滑数。

治法:降火逐痰,平肝息风。

方药:将军定痛丸加减。

3) 肝郁气滞,气火上逆证:眼部主症具备,全身尚有情志不舒,胸闷嗳气,食少纳呆,呕吐泛恶,口苦。舌红,苔黄,脉弦数。

治法:清热疏肝,降逆和胃。

方药:丹栀逍遥散合左金丸加减。

4) 阴虚阳亢,风阳上扰证:头目胀痛,瞳神散大,视物昏朦,观灯火有虹晕,眼珠变硬;心烦失眠,眩晕耳鸣,口燥咽干。舌红少苔,或舌绛少津,脉弦细而数或细数。

治法:滋阴降火,平肝息风。

方药:知柏地黄丸或阿胶鸡子黄汤加减。

5) 肝胃虚寒,饮邪上犯证:头痛上及巅顶,眼珠胀痛,瞳散视昏,干呕吐涎,食少神疲,四肢不温。舌淡苔白,脉弦。

治法:温肝暖胃,降逆止痛。

方药:吴茱萸汤加减。

(2) 其他疗法

1) 局部宜及早频用缩瞳剂:① 1%～2%毛果芸香碱(pilocarpine)滴眼液。急性大发作时,每3～5分钟滴眼1次,共3次,然后每30分钟滴眼1次,共4次,以后改为每小时滴眼1次,待眼压降低、瞳孔缩小后,改为每日4次。② 槟榔滴眼液,重症时每15～30分钟滴眼1次,症缓解后,每日滴3～5次。③ 1%丁公藤滴眼液,每日滴眼3～4次。

2) 针灸治疗:① 体针。常选用太冲、行间、内关、足三里、合谷、曲池、风池、承泣、睛明、攒竹、翳明、球后等穴,每次局部取 2 穴,远端取 2 穴,交替使用。每日 1 次,10 次为 1 个疗程,强刺激。② 耳针。可取耳尖、目 1、目 2、眼降压点、肝阳 1、肝阳 2、内分泌等。

2. **西医治疗**

(1) 碳酸酐酶抑制剂:能抑制房水分泌,常用乙酰唑胺口服。一般首次药量为 250 mg,以后每次 125 mg,降压作用可保持 6 小时左右。同时服氯化钾或氨苯喋啶,以减少其排钾的不良反应。对磺胺类过敏及肾功能与肾上腺皮质功能严重减退者禁用。

(2) 高渗剂:本类药能提高血浆渗透压,吸取眼内水分,使眼压迅速下降,但作用时间短,一般仅用于术前降压。常用的有 20% 甘露醇、50% 甘油等。

(3) β-肾上腺素能受体阻滞剂:常用 0.25%~0.5% 噻吗洛尔(timolol)滴眼液,每日 1~2 次;或用 0.25%~0.5% 盐酸倍他洛尔(betaxolol)等,每日 1~2 次。

(4) 手术治疗:一般认为房角粘连小于 1/3 周者,可做眼内引流术,如虹膜周边切除术、激光虹膜周边打孔术等;大于 1/2 周者则需做眼外引流术,如小梁切除术或其他滤过性手术。也可行青光眼阀门植入术。绝对期疼痛难忍,必要时摘除眼球。

【预防调护】

(1) 广泛宣传有关青光眼的知识,做到早期诊断、早期治疗。

(2) 一眼已确诊,另眼虽未发作,亦须密切观察,定期检查,或考虑预防性措施,如做预防性虹膜周边切除术。

(3) 心情开朗,避免情绪过度激动。

(4) 饮食有节,勿暴饮暴食,尤其不可一次性大量饮水。

(5) 室内光线要充足,避免暗室长时间工作。

(6) 劳逸得当,避免过度疲劳,避免过度用眼。

(7) 老年人,尤其是兼远视眼者要慎用散瞳剂。

原发性开角型青光眼（青风内障）

【定义】

原发性开角型青光眼，又称慢性单纯性青光眼，是以眼压升高为基本特征，进而引起视神经损害和视野缺损，最终导致失明的慢性进行性眼病。年龄分布在 20～60 岁。

本病属于中医学"青风内障"范畴。

【诊断要点】

1. 临床表现　患病早期眼无不适，或偶有视物昏矇，眼珠发胀，视灯光如彩虹。至晚期常视物不清，易撞人碰物，甚者失明。

2. 眼科检查

（1）视力检查：早期多无明显改变，后期逐渐下降，甚或失明。

（2）结膜无充血，或轻度睫状充血；角膜透明，前房深浅多正常，前房角开放，瞳孔大小正常或稍偏大。

（3）视盘变化：典型患者视盘生理凹陷加深扩大，杯盘比加大（C/D＞0.6）；或双眼视盘比值不等，双眼 C/D 差值大于 0.2；最后视盘色苍白，视盘血管向鼻侧移位，在视盘缘呈屈膝状。病变早期可见视盘缘变窄，特别是颞上、颞下象限处明显，有时在视神经乳头处可见动脉搏动。若疑为本病，应追踪随访。

（4）眼压检查：病变早期眼压不稳定，时有升高，随病变发展眼压渐高，但多为中度升高。检测 24 小时眼压波动大于 8 mmHg。一般以清晨、上午较高，午后渐降。激发试验阳性。

（5）视野检查：① 中心视野改变。早期可见典型孤立的旁中心暗点和鼻侧阶梯；中期可见旁中心暗点渐渐扩大，多个暗点融合成弓形暗点,逐渐发展形成较大的鼻侧阶梯,若上方和下方弓形暗点相接即成环形暗点。② 周边视野改变。视野通常在出现旁中心暗点后就有改变,视野缩小常开始于鼻上方,渐次为鼻下方、颞侧,进行性向心性缩小,最后视野仅存中央部 5°～10°的管状视野或颞侧视岛。

3. 特殊检查

(1) 视野检查:定期检查、对比,有助于诊断本病。

(2) 对比敏感度检查:多有空间/时间对比敏感度下降。

(3) 房角检查:房角无粘连,为宽角。

(4) 视觉电生理检查:图形 VEP 的 P100 潜时延长,振幅下降;图形 ERG 振幅下降。

(5) 共焦激光扫描检眼镜检查:可分析计算视盘生理凹陷扩大加深的量。

(6) 激光扫描偏振仪(神经纤维分析仪)检查:较视野检查更客观、敏感。

【鉴别诊断】

1. 原发性慢性闭角型青光眼 两者临床症状非常相似,尤其与窄角型原发性开角型青光眼有时难以区别,鉴别的关键在于高眼压状态下对房角的检查。如果高眼压下房角虽然狭窄但完全开放者则为原发性开角型青光眼,但同时要非常注意房角区小梁网是否存在继发性损害体征。慢性闭角型青光眼反复发作眼压升高,虽未形成房角的永久性粘连性关闭,但可造成小梁网的继发性损害,如房角虹膜色素残留等。

2. 高眼压症 高眼压指眼压高于正常值上限 21 mmHg,房角开放,尚未发现青光眼性视乳头损害和视野缺损的一类特殊临床类型。对那些具有原发性开角型青光眼危险因素和视野损害危险因素的高眼压症者,必须进行临床随访加以鉴别。

3. 房水分泌过多性青光眼 房水分泌过多性青光眼是一种罕见的特殊性开角型青光眼,一般认为和血管神经功能失调有关。

常发生于 40～60 岁女性,多伴有神经性高血压,眼压呈间隙性增高,其临床特征与早期原发性开角型青光眼相似,但眼压描计结果显示房水流畅系数正常,而房水流量则高于正常,表明房水分泌量高于正常人。

4. 正常眼压性青光眼　正常眼压性青光眼患者多伴有明显的血流动力学和血液流变学异常,其眼压多接近正常眼压的上限值,且坐位和仰卧位的眼压差值多高于 8 mmHg,视杯多向下方和颞侧扩大,视乳头片状出血更为多见,视野缺损更早地侵犯固视点。视乳头荧光血管造影检查时,正常眼压性青光眼的视乳头荧光充盈缺损多位于下方,而原发性开角型青光眼视乳头荧光充盈缺损则多见于上方。

【治疗】

1. 中医治疗

(1) 辨证论治

1) 气郁化火证:情志不舒,头目胀痛,胸胁满闷,食少神疲,心烦口苦。舌红,苔黄,脉弦细。

治法:清热疏肝。

方药:丹栀逍遥散加减。

若肝郁而阴虚较甚者,加熟地黄、女贞子、桑椹以补助当归、白芍滋阴养血;若肝郁化火生风者,可去薄荷、生姜,加夏枯草、菊花、钩藤、羚羊角以增清热平肝息风之力。

2) 痰火升扰证:头眩目痛,心烦而悸,食少痰多,胸闷恶心,口苦。舌红,苔黄而腻,脉弦滑或滑数。

治法:清热祛痰,和胃降逆。

方药:黄连温胆汤加减。

3) 阴虚风动证:劳倦后眼症加重,头眩眼胀,瞳神略有散大,视物昏矇,或观灯火有虹晕,失眠耳鸣,五心烦热,口燥咽干。舌绛少苔,脉细数。

治法:滋阴养血,柔肝息风。

方药：阿胶鸡子黄汤加减。

若虚火上旺者，加知母、黄柏、地骨皮之类降虚火。

4) 肝肾两亏证：病久瞳神渐散，中心视力日减，视野明显缩窄，眼珠胀硬，眼底视乳头生理凹陷加深扩大，甚至呈杯状，颜色苍白，伴有头晕耳鸣，失眠健忘，腰膝酸软，或面白肢冷，精神倦怠。舌淡，苔白，脉沉细无力。

治法：补益肝肾。

方药：杞菊地黄丸或肾气丸加减。

若兼气血不足，酌加党参、黄芪、当归、川芎等。

(2) 其他疗法：针刺治疗。

主穴：睛明、上睛明、风池、太阳、四白、合谷、神门、百会；配穴：痰湿泛目证选脾俞、肺俞、三阴交、丰隆；肝郁气滞证选三阴交、丰隆、内关、太冲；肝肾亏虚证选肝俞、肾俞、太溪、三阴交。根据虚实选用补泻手法，每日 1 次，留针 30 分钟，10 日为 1 个疗程。

2. 西医治疗

(1) 降眼压：以局部用药为主。β 受体阻断剂，如噻吗洛尔滴眼液、盐酸左布诺洛尔滴眼液；α 肾上腺受体激动剂，如酒石酸溴莫尼定滴眼液；前列腺素类，如曲伏前列素滴眼液、贝美前列素滴眼液、拉坦前列素滴眼液，碳酸酐酶抑制剂如布林佐胺滴眼液等。可单用或联合运用。

(2) 支持疗法：钙离子阻滞剂、谷氨酸拮抗剂、神经营养因子、抗氧化剂等以保护视神经。

(3) 手术治疗：根据病情选择小梁切除术、复合式小梁切除术、非穿透小梁手术或氩激光小梁成形术、选择性小梁成形术等。

【预防调护】

一般从早期诊断和早期治疗方面努力，力求减低对视功能的损害，避免致盲的严重后果。通常采用如下措施。

(1) 开展对本病有关知识的宣传，在 30 岁以上成人中进行普查，以发现早期病例。

（2）临床上凡发现如下可疑本病的患者，应在眼科作进一步检查，明确诊断。

1）出现一过性虹视、雾视现象，并伴有头痛，但不能用其他原因解释者。

2）不能解释不明原因的视力下降，特别是戴镜或频换眼镜仍感不适者。

3）家族中有本病患者，且兼有不明原因的视力下降或其他可疑症状者。

4）一眼已患本病者之"健眼"及视神经乳头或视野出现可疑变化者。

5）在24小时内眼压波动幅度大于8 mmHg，或眼压高于24 mmHg者。

（3）若已确诊为本病应积极治疗，定期观察和检查视力、眼压、眼底、视野等情况。

（4）注意休息，避免情绪激动。不宜熬夜。

（5）饮食宜清淡易消化，多吃蔬菜、水果，忌烟酒、浓茶、咖啡、辛辣等刺激性食品。保持大便通畅。不可一次性饮水过多，每次饮水不宜超过250 mL，间隔1～2小时再次饮用。

继发性青光眼(乌风内障)

【定义】

继发性青光眼是由于其他眼病或全身疾病，干扰或破坏了正常的房水循环，使房水流出受阻导致眼压升高的一类青光眼。常见的继发性青光眼有：新生血管性青光眼、继发于前葡萄膜炎的青光眼、晶状体源性青光眼、眼外伤性青光眼、糖皮质激素性青光眼等。

本节重点介绍新生血管性青光眼。新生血管性青光眼，又称虹膜红变性青光眼和新生血管性青光眼，继发于广泛性视网膜缺血疾病。多单眼发病，一般无家族史。本病预后不良，多导致失明。

本病属于中医学"乌风内障"范畴。

【诊断要点】

1. **临床表现**　早期自觉症状较轻，后期患者突然出现眼部剧烈疼痛、视力急降。

2. **眼科检查**　早期眼压正常，仅见瞳孔缘虹膜有细小新生血管。新生血管渐向虹膜根部进展，最后遍及房角与小梁，导致眼压突然升高(常在60 mmHg以上)，可见角膜水肿，中到重度睫状体充血，瞳孔散大，瞳孔缘色素上皮层外翻，虹膜见新生血管，色黯红；若新生血管破裂，则出现前房积血，甚至进入玻璃体内；眼底检查见视网膜不同程度出血，或新生血管形成，或呈增殖性视网膜病变；视盘变化不大，但也可有新生血管膜形成。

【鉴别诊断】

1. **外伤出血引起的青光眼**　外伤造成的前房或玻璃体积血，

出血量较多,房角小梁间隙被血液残渣、溶解的红细胞及变性细胞阻塞,引起眼压增高。

2. 原发性青光眼 原发性开角型青光眼可同时发生视网膜中央静脉阻塞,因为高眼压造成中央静脉在筛板区受压而血流障碍,进而形成血栓。青光眼与视网膜中央静脉阻塞的因果关系易混淆。

新生血管性青光眼与以上两种疾病鉴别的关键在于仔细检查虹膜和房角,具有虹膜新生血管及房角粘连者才可诊断为新生血管性青光眼。既有视网膜中央静脉阻塞又有高眼压者不能一概诊断为新生血管性青光眼,造成原发性开角型青光眼的遗漏。

【治疗】

1. 中医治疗

(1)肝胆实热证:眼胀欲脱,头痛如劈,视物昏矇,眼压增高,睫状体充血,角膜雾状混浊,瞳孔散大,虹膜红变。舌红,苔黄,脉弦。

治法:清肝泻火,活血清热。

方药:羚羊角饮子加减。

(2)风痰上扰证:眼胀明显,视力减退,眼压增高,瞳孔散大,虹膜红变,胸闷气紧。舌苔白滑而腻,脉滑或濡。

治法:祛风除痰。

方药:白附子散加减。

若头晕眼胀者,加天麻、钩藤、石决明平肝息风;若胸闷脘胀者,加薤白、瓜蒌以化痰理气。

(3)气滞血瘀证:眼底出血日久,未能吸收,静脉迂曲怒张,时断时续,动脉狭窄变细;头目胀痛,视力锐减,眼压增高,瞳孔散大,虹膜红变。舌紫黯,脉弦数。

治法:活血化瘀,利水平肝。

方药:血府逐瘀汤加减。

亦可加泽兰、泽泻利水明目;三七粉活血止血;石决明平肝潜阳。若新鲜出血者,去桃仁、红花、川芎,加大蓟、小蓟、大黄、黄芩等凉血止血。

2. 西医治疗

(1) 滴眼液治疗:局部用 0.5％噻吗洛尔滴眼液滴眼;睫状肌麻痹剂滴眼,如阿托品滴眼液有止痛效果。

(2) 玻璃体内注射:抗血管内皮生长因子(VEGF)药物如雷珠单抗注射液等,可单独或联合手术治疗,可有效减少新生血管的活动性,降低其渗透性,促进新生血管消退。

(3) 药物内服:口服乙酰唑胺以减少房水生成,以降低眼压,亦可 50％,甘油顿服,或 20％甘露醇静脉加压快滴等。

(4) 手术治疗:药物治疗无效者,可行手术治疗,如滤过性手术加抗代谢药物如丝裂霉素等,或房水引流装置或阀门植入手术等。若上述方法失败,可采用睫状体破坏性手术,如睫状体冷凝、热凝、光凝等,以减少房水形成,部分患者眼压可得到控制。眼痛、头痛难以忍受时,可行球后 40％乙醇注射解痛,最终可行眼球摘除术。

【预防调护】

积极治疗原发疾病。如视网膜静脉阻塞、糖尿病性视网膜病变患者,当发现视网膜存在缺血现象时,应及时做视网膜光凝术,预防虹膜红变发生。

老年性白内障（圆翳内障）

【定义】

老年性白内障指随年龄增加、机体的衰老，出现晶状体逐渐混浊，表现为渐进性视力下降乃至失明的眼病。通常为 50 岁以上、双眼先后发病。根据晶状体混浊部位可分：皮质性白内障、核性白内障及后囊下白内障。

本病属于中医学"圆翳内障"范畴。

【诊断要点】

1. 临床表现　视物模糊，逐渐加重，与病程长短及晶珠混浊部位密切相关。或眼前可见固定不动的黑影，或视近尚明而视远模糊，或视一为二，或可有虹视、畏光等。

2. 眼科检查　视力下降，病程越长视力下降越明显，混浊在瞳孔部位视力多有下降，最终视力可仅为手动或光感。

（1）皮质性白内障分四期。初发期多见晶状体皮质空泡和水隙形成。晶状体周边前、后皮质出现楔形混浊，呈羽毛状，尖端向着晶状体中心，早期可不影响视力；膨胀期或未成熟期可见皮质吸水肿胀，前房变浅，少数患者可诱发急性青光眼发作，此期晶状体混浊加重，斜照法检查时投照侧虹膜在深层混浊皮质上形成新月形阴影，称为虹膜投影，为此期特点；成熟期的晶状体内水分溢出，晶状体完全混浊，呈乳白色，患者视力可降至光感；过熟期为晶状体因继续失去水分而体积变小，囊膜皱缩，前房加深，棕黄色的核因重力而下沉，此期可出现晶状体溶解性青光眼和晶状体过敏性眼内炎。

（2）核性白内障发病较早，初期核为黄色，随着病程的进展，核的颜色加深呈棕色甚至黑色。

（3）后囊下白内障在裂隙灯显微镜下可看到后囊下有许多黄色小点、小空泡、结晶样颗粒构成的盘状混浊，外观似锅巴状。

【鉴别诊断】

1. **先天性白内障（胎患内障）** 先天性白内障指出生前后即存在或出生后才逐渐形成的先天性遗传或发育障碍的白内障。常见有膜性、核性及绕核性等，应在出生后尽早手术。

2. **外伤性白内障（惊震内障）** 外伤性白内障是指眼球钝挫伤、穿通伤、辐射性损伤和电击伤等外伤引起的白内障。

3. **并发性白内障（金花内障）** 并发性白内障由于眼部的疾病引起的白内障。葡萄膜炎、视网膜脱离、高度近视等都可引起白内障。

【治疗】

1. 中医治疗

（1）辨证论治

1）肝肾不足证：视物昏花，视力缓降，晶珠混浊，或头昏耳鸣，少寐健忘，腰酸腿软，口干。舌红苔少，脉细。或见耳鸣耳聋，潮热盗汗，虚烦不寐，口咽干痛，小便短黄，大便秘。舌红少津，苔薄黄，脉细弦数。

治法：补益肝肾，清热明目。

方药：杞菊地黄丸加减。

若肝血不滋，阴精不荣于上，少寐口干者，宜加女贞子、墨旱莲；若阴亏虚火上炎，潮热虚烦，口咽干燥者，加知母、黄柏、地骨皮、石斛等。

2）脾气虚弱证：视物模糊，视力缓降，或视近尚明而视远模糊，晶珠混浊；伴面色萎黄，少气懒言，肢体倦怠。舌淡苔白，脉缓弱。

治法：益气健脾，利水渗湿。

方药：四君子汤加减。

若大便稀溏者，宜加薏苡仁、白扁豆、车前子以利水渗湿；若纳差者，加山药、神曲、鸡内金、薏苡仁等以补脾和胃渗湿。

3) 肝热上扰证：视物不清，视力缓降，晶珠混浊，或有眵泪，目涩胀，时有头昏痛，口苦咽干，大便不畅。舌红，苔薄黄，脉弦或弦数。

治法：清热平肝，明目退障。

方药：石决明散加减。

若肝热夹风而头昏痛者，可酌加黄芩、桑叶、菊花、蔓荆子、钩藤、刺蒺藜，以助清热平肝、明目退障之功；若口苦咽干甚者，加生地黄、玄参以清热生津。

（2）其他疗法

1) 滴眼液、眼膏治疗：用于滴眼的药物如麝珠明目滴眼液、障翳散滴眼液等，选用其中之一即可滴眼，每日3～4次。

2) 手术治疗：① 中医眼科传统的手术方法是在翳定障老，唯见三光时行"金针拨内障"手术。随着白内障显微手术的发展，现已很少选用此种手术方法。② 白内障囊内摘除术。③ 白内障囊外摘除联合人工晶状体植入术。④ 超声乳化白内障吸出联合人工晶状体植入术，为现今临床常用的手术方法。

3) 中成药治疗：根据不同证型可选用杞菊地黄丸、知柏地黄丸、障眼明及石斛夜光丸等。

4) 针灸治疗：本病初、中期可行针刺治疗。主穴：太阳、攒竹、百会、四白、完骨、风池、足三里。配穴：肝热上扰证选蠡沟、太冲；肝肾不足证选肝俞；脾气虚弱证选脾俞、三阴交。根据虚实施以补泻。每日1次，留针30分钟，30天为1个疗程。虚象明显者可在肢体躯干穴加施灸法。

2. 西医治疗

（1）药物治疗：吡诺克辛滴眼液、卞达赖氨酸滴眼液滴眼，每日3～4次。维生素C、维生素E口服。

（2）手术治疗：主要的治疗手段。

【术前常规检查】

1. 眼部检查

（1）视力检查：0.5 以下。若仅有手动/眼前或光感者，应检查光定位、色觉。若光定位不准确及色觉不正常者，术后视力难以评估。

（2）眼前段检查：无泪囊炎、结膜无充血、角膜透明且内皮计数在正常范围、房水闪光阴性、虹膜无炎症等方可行手术治疗。若有泪囊炎必先行泪囊手术。

（3）晶状体核硬度的分级：一般核为白色或浅黄色为 1 度硬化，称 1 级核；核为黄色为 2 度硬化，称 2 级核；核为琥珀色为 3 度硬化，称 3 级核；核为棕黄或棕黑色为 4 度硬化，称 4 级核。

（4）眼压：在正常范围。

（5）角膜曲率及 A 超检查眼轴长度，计算人工晶状体度数。

（6）视觉电生理检查：初步评估术后视力的恢复情况。

2. 全身检查

（1）血压检查：在正常范围内。若长期患高血压者不宜降得太低，但亦应在 180/90 mmHg 以下。

（2）血常规，尿常规及出、凝血时间检查。

（3）血糖检测：应在正常范围（6.1 mmol/L 以下）。糖尿病患者应在其所适应的范围内尽可能地控制血糖，最好在 8.3 mmol/L 以下。

（4）心电图、胸部 X 线透视、肝肾功能等检查以确定是否适应手术，必要时请相关科室会诊或术中监护。

【预防调护】

（1）早期积极治疗以控制或减缓发展。

（2）避免阳光下用眼，佩戴有色眼镜防护红、紫外线照射。

（3）避免长时间用眼，减轻眼部疲劳，放松调节。

（4）注意饮食调养，加强身体锻炼。

玻璃体混浊(云雾移睛)

【定义】

玻璃体混浊指由于玻璃体液化、变性、后脱离或眼内炎症、出血而出现眼前有漂浮物的眼病。

玻璃体具有透明性、黏弹性、渗透性三大特点。玻璃体的病理主要有原发性、继发性两大类,原发性表现为玻璃体的液化、浓缩等退行性改变;继发性主要是由葡萄膜、视网膜等组织的炎症、出血、变性、肿瘤和外伤等因素导致的玻璃体病变。玻璃体混浊的共同特点为眼前出现不同形态的暗影,并随眼球转动而飘动。

本病属于中医学"云雾移睛"范畴。

【诊断要点】

1. 临床表现　自觉眼前有云雾或蚊蝇样物飘动,或为黑色,或为红色,在明亮白色背景下更明显,可伴"闪光"感。视力可正常或有不同程度的障碍。

2. 眼科检查　用裂隙灯和检眼镜检查,裂隙灯可以观察到玻璃体前部1/3,配合前置镜、接触镜、三面镜可观察到玻璃体的后部及眼底视网膜情况。玻璃体内可见细尘状、絮状、团块状混浊,或为灰白色、黑色、红色等。

3. 特殊检查

(1) 眼部B超检查,以了解玻璃体混浊性质、部位。

(2) 对无法看清眼底者进行视觉电生理检查可了解其视功能状况。

(3) 出现玻璃体后脱离症状要详细检查眼底,警惕视网膜裂孔形成和视网膜脱离。

（4）必要时眼底荧光血管造影或吲哚青绿血管造影,明确眼底血管性疾病诊断。

【鉴别诊断】

1. **玻璃体液化**　玻璃体液化起始于玻璃体中央,开始为一个或多个小液化灶,继而可相互融合形成大的液化腔,裂隙灯下可见到玻璃体腔内有透明间隙并伴有白色点状混浊物或膜状结构。40岁以上90%个体有玻璃体中央液化,80岁以上玻璃体液化范围超过整个玻璃体的一半。

2. **玻璃体后脱离**　玻璃体后脱离指玻璃体后皮质与视网膜表层分离。发生率随年龄增长而增加,50岁以上人群约有53%。一般始于黄斑区后皮质,当玻璃体从视盘表面分离时,便形成视盘大小的环形混浊物,称 Weiss 环。裂隙灯下全视网膜镜检查可发现玻璃体后脱离界限,其后为暗区。眼部 B 超检查可见纤细的玻璃体后脱离光带,后运动明显。接近70%的玻璃体后脱离患者没有玻璃体或视网膜并发症。

3. **玻璃体变性**

（1）星状玻璃体变性:60岁以上,男性多见,常为单眼,多无自觉症状。玻璃体内大量白色或黄白色小球,随眼球运动而浮动,静止时不下沉,玻璃体无液化。白色小球为含钙脂质,较均匀附着在玻璃体纤维上。常有糖尿病或胆固醇增高。

（2）闪辉样玻璃体变性:多见于40岁以下,常为双眼。玻璃体内大量黄白色、金色或彩色结晶,随眼球运动而浮起,静止时下沉,常有玻璃体液化或后脱离。结晶为胆固醇。见于眼部变性疾病或眼内出血后。

（3）淀粉样变性:罕见,常为双眼,常为家族性,为常染色体显性遗传。初期发生在后部视网膜血管附近,逐渐向前发展。玻璃体内致密灰色大片状或纱幕状混浊,引起视力下降,常伴有玻璃体液化及后脱离。淀粉样物质累及血管可出现视网膜血管炎,累及小梁网可出现继发性青光眼。还可有眼部其他异常、全身多系统疾病等。

（4）玻璃体积血：由邻近组织病变或外伤、手术使血液进入玻璃体内引起。玻璃体积血的常见原因有视网膜血管性疾病、眼外伤或手术、视网膜裂孔及视网膜脱离等。少量出血，玻璃体细小混浊，视力无影响。大量出血患者觉眼前黑影遮挡或有红色烟雾，视力明显下降或仅剩光感，新鲜出血玻璃体内有棕色颗粒、红色血块或黑色混浊，陈旧性出血玻璃体内灰白色或棕黑色棉絮状混浊，或膜状物形成。

（5）增生性玻璃体视网膜病变：其基本病理过程是视网膜色素上皮和胶质细胞在生长因子、细胞因子等的参与下发生移行和增生，视网膜色素上皮转化为成纤维细胞并分泌胶原，在玻璃体内、视网膜前后表面形成增生性膜。

（6）眼内炎：如眼内感染、眼内异物、肿瘤坏死、严重的非感染性葡萄膜炎、晶状体皮质过敏等引起玻璃体炎，甚至前房积脓，有眼部疼痛、视力下降等。

【治疗】

1. 中医治疗

（1）辨证论治

1）肝肾亏损证：眼前黑影飘动，如蚊翅，或如环状、半环状，或伴闪光感，可伴近视、视物昏朦、眼干涩易疲劳，可伴见头晕耳鸣，腰酸遗泄。舌红，苔薄，脉细。

治法：补益肝肾。

方药：明目地黄汤加减。

若玻璃体混浊较重者，酌加牛膝、丹参以助补肝肾，养血活血；若虚火伤络者加知母、黄柏、墨旱莲以养阴清热凉血。

2）气血亏虚证：自觉视物昏花，眼前黑影飘动，时隐时现，不耐久视，睛珠涩痛，伴见面白无华，头晕心悸，少气懒言。唇淡舌嫩，脉细弱。

治法：益气补血。

方药：八珍场或当归补血汤加减。

八珍汤气血双补,适用于眼前黑影飘动,视物昏花,不耐久视之气血两亏者;当归补血汤重在养血滋阴且清虚热,适用于眼前黑影飘动,时隐时现,睛珠涩痛之血虚生内热者。若气虚甚者加黄芪以助补气。

3）湿热蕴蒸证：自觉眼前黑影浮动,多呈尘状、絮状混浊,视物昏朦,胸闷纳呆,或头重、神疲。苔黄腻,脉滑。

治法：宣化畅中,清热除湿。

方药：三仁汤加减。

若食少纳呆者加白术、山药、白扁豆以健脾益气;若混浊呈絮状者加浙贝母、苍术;若心烦口苦,苔黄腻者酌加黄芩、栀子、厚朴以助清热除湿。

4）气滞血瘀证：自觉眼前黑花,呈絮状、块状红色混浊,视力不同程度下降,或有情志不舒,胸胁胀痛。舌有瘀斑,脉弦涩。

方药：血府逐瘀汤加减。

若混浊物鲜红者,宜去桃仁、红花而酌加生蒲黄、生三七,以止血化瘀;若混浊物呈灰白色者,可加三棱、莪术、鳖甲、牡蛎以助化瘀散结;若久瘀伤正者应加黄芪、党参等扶正祛瘀。

（2）其他疗法

1）滴眼液治疗：麝珠明目滴眼液,每日 3～4 次。

2）中成药治疗：根据证型可选用香砂六君丸、石斛夜光丸、明目地黄丸、茵陈五苓丸、复方血栓通胶囊等口服。

3）物理治疗：选用三七、丹参、普罗碘胺等作眼部直流电离子导入,每日 1 次,10 日为 1 个疗程。但对新近出血所致本病者应避免使用。

2. 西医治疗

1）滴眼液治疗：氨碘肽滴眼液滴眼,每日 3～4 次。

2）手术治疗：对玻璃体混浊久不吸收,明显影响视力,特别是形成机化膜牵拉而容易引起视网膜脱离,应采用玻璃体切割术治疗。

3) 碘剂、钙剂的应用:普罗碘胺注射液肌内注射;钙剂一般采用口服法补充。

【预防调护】

(1) 调畅情志,避免急躁、沮丧。积极查找原因。

(2) 高度近视者应避免过用目力和头部震动。

(3) 出血引起者饮食宜清淡,忌食辛辣炙煿之品。

(4) 眼前黑影短期内增加或"闪光"频发时,应详查眼底,防止视网膜脱离。

年龄相关性黄斑变性（视瞻昏渺）

【定义】

中老年人由于黄斑结构的退行性改变导致的视力下降称年龄相关性黄斑变性，也称老年性黄斑变性。患者多为 50 岁以上，双眼先后发病或同时发病，并且进行性损害视力。随着社会的老龄化，发病率有增高趋势。临床上根据有无视网膜下脉络膜新生血管，分萎缩型或称干性型、渗出型或称湿性型两类。

本病属于中医学"视瞻昏渺"范畴。

【诊断要点】

1. 临床表现　初起视物昏朦，如有轻纱薄雾遮挡。随着年龄增长，视物模糊逐渐加重，或阅读困难，眼前出现固定暗影，视物变形、缺损。或可一眼视力骤降，眼前暗影遮挡，甚至仅辨明暗。

2. 眼部检查　眼外观无异常，视力下降，不能矫正。① 干性者（或称萎缩型、非新生血管型）：早期可见后极部视网膜有散在、黄白色、边界欠清的玻璃膜疣，黄斑区色素紊乱，呈现色素脱失的浅色斑点和色素沉着小点，如椒盐状，中心凹光反射减弱或消失；玻璃膜疣可增大、融合、钙化、变多。后期视网膜色素紊乱或呈地图状色素上皮萎缩区，易于透见其深面的脉络膜毛细血管。② 湿性者（或称渗出型、新生血管型）：初期可见后极部有污秽之灰白色稍隆起的视网膜下新生血管膜，其周围可见视网膜感觉层下和色素上皮下黯红色或黯黑色出血，病变区可隆起。病变范围小者约 1 个视盘直径，大者波及整个后极部。出血多者可见视网膜前出血，甚而达到玻璃体内而成玻璃体积血。晚期黄斑部出血机化，形成盘状瘢痕,中心视力可完全丧失。

3. 特殊检查

(1) 荧光素眼底血管造影检查:萎缩型者可见黄斑区斑驳状或地图状透见荧光。渗出型者可见黄斑下脉络膜新生血管,脉络膜新生血管可表现为典型性(早期荧光均匀明亮,晚期渗漏)和隐匿性(早期斑驳状荧光,晚期渗漏),出血区则显遮蔽荧光。

(2) 吲哚青绿脉络膜血管造影(ICCG)检查:主要表现为脉络膜染料充盈迟缓或不规则,脉络膜动脉迂曲和硬化;它能够显示荧光素眼底血管造影不能发现的隐匿性脉络膜新生血管,且可清晰地显示脉络膜新生血管的位置,可进一步用于指导激光治疗。

(3) OCT检查:在湿性年龄相关性黄斑变性检查中可以清晰地显示脉络膜新生血管、出血、渗出及瘢痕的形态。

【鉴别诊断】

1. 中心性浆液性脉络膜视网膜病变 中心性浆液性脉络膜视网膜病变视物变形、变小,视力中度下降,青壮年多见,有自限性,易复发。眼底表现为黄斑区水肿,周围有反光晕。荧光造影可见黄斑区或附近有渗漏点,随造影过程的进展,呈墨迹样渗漏或烟囱样喷出,造影后期见染料积存在神经上皮脱离腔中而勾画出的脱离范围。OCT检查可见浆液性神经上皮脱离。

2. 中心性渗出性脉络膜视网膜病变 中心性渗出性脉络膜视网膜病变多发生于青壮年,单眼发病,病变范围小,1/3~1/2 的视盘直径大小。造影显示的脉络膜新生血管形态早期呈树枝状、辐射状、花边状或颗粒状,随造影时间延长,新生血管渗漏形成病灶区的强荧光斑,其大小范围多半与灰白色的渗出性病灶相当,并直至晚期不退。病灶周围出血多遮蔽荧光。

【治疗】

1. 中医治疗

(1) 辨证论治

1) 脾虚湿困证:视物昏朦,视物变形,黄斑区色素紊乱,玻璃膜疣形成,中心凹反光消失,或黄斑出血、渗出及水肿,可伴胸膈胀满,眩晕心悸,肢体乏力。舌质淡白,边有齿印,苔薄白,脉沉细或细。

治疗:健脾利湿。

方药:参苓白术散加减。

若水肿明显者,加泽兰、益母草利水消肿。

2) 阴虚火旺证:视物变形,视力突然下降,黄斑部可见大片新鲜出血、渗出和水肿,口干欲饮,潮热面赤,五心烦热,盗汗多梦,腰酸膝软。舌质红,苔少,脉细数。

治法:滋阴降火。

方药:生蒲黄汤合滋阴降火汤加减。

亦可加三七粉、郁金以助活血化瘀。若出血日久不吸收者,加丹参、泽兰、浙贝母等活血消滞;若大便干结者,加火麻仁润肠通便。

3) 痰瘀互结证:视物变形,视力下降,病程日久,眼底可见瘢痕形成及大片色素沉着,伴见倦怠乏力,纳差呆顿。舌淡,苔薄白腻,脉弦滑。

治法:化痰软坚,活血明目。

方药:化坚二陈丸加减。

亦可加丹参、川芎、牛膝等活血通络。若瘢痕明显者,加浙贝母、鸡内金软坚散结。

4) 肝肾两虚证:视物模糊,视物变形,眼底可见黄斑区陈旧性渗出,中心凹光反射减弱或消失,常伴有头晕失眠或面白肢冷,精神倦怠,腰膝无力。舌淡红,苔薄白,脉沉细无力。

治法:补益肝肾。

方药:四物五子丸或加减驻景丸加减。

(2) 其他治疗

1) 中成药治疗:根据证型选用参苓白术丸、知柏地黄丸、杞菊地黄丸、生脉饮、血府逐瘀口服液等。

2) 针刺治疗：主穴选睛明、球后、承泣、瞳子髎、攒竹、风池；配穴选兑骨、百会、合谷、肝俞、肾俞、脾俞、足三里、三阴交、光明。每次选主穴 2 个，配穴 2～4 个，根据辨证补泻，每日 1 次，留针 30 分钟，10 日为 1 个疗程。

2. 西医治疗

（1）滴眼液治疗：可选用七叶洋地黄双苷滴眼液滴眼，每日 2～3 次。

（2）手术治疗：年龄相关性黄斑变性出现黄斑下新生血管膜时，可试行视网膜转位术、局限性黄斑易位术及黄斑下新生血管膜切除术。

（3）支持疗法：适用于本病干性者，补充微量元素及维生素，可口服维生素 C、维生素 E 等，以保护视细胞。

（4）光动力疗法（PDT）及经瞳孔温热疗法（TTT）：封闭新生血管膜，以免病变不断发展、扩大。

【预防调护】

（1）饮食有节，食宜清淡，多吃新鲜水果、蔬菜，忌辛辣厚腻生冷之品，戒烟酒。

（2）日光下戴滤光眼镜，避免太阳光辐射损伤眼底黄斑。

（3）一眼已患年龄相关性黄斑变性的患者，应严格监测其健眼，一旦发现病变应进行系统治疗。

视网膜脱离(视衣脱离)

【定义】

视网膜脱离指由视网膜神经上皮层与其色素上皮层之间的分离而引起视功能障碍的眼病。

视网膜脱离可分为孔源性、牵拉性及渗出性三个类型。孔源性视网膜脱离发生在视网膜裂孔形成的基础上,约80%以上的裂孔发生在周边部。多见于高度近视眼、老年眼、无晶状体眼或人工晶状体眼、眼外伤后等。牵拉性视网膜脱离是指增生性玻璃体视网膜病变的增殖膜牵拉引起的视网膜脱离,常见于糖尿病视网膜病变、视网膜静脉阻塞等视网膜缺血引起的新生血管膜的牵拉,或眼外伤等引起的眼内纤维增生组织的牵拉。渗出性视网膜脱离见于葡萄膜炎、后巩膜炎、恶性高血压、视网膜血管瘤、脉络膜肿瘤等。

本病属于中医学"视衣脱离"范畴。

【诊断要点】

1. 临床表现 自觉症状发病前常有黑影飘动或闪光感,视物可有变形、弯曲,出现不同程度的视力下降,或有幕状黑影逐渐扩大,甚者视力突然下降。

2. 眼部检查 可见玻璃体混浊或液化;脱离的视网膜呈灰白色隆起,血管爬行其上;严重者可见数个半球状隆起,或呈宽窄不等的漏斗形,甚则漏斗闭合而不见视盘;裂孔一个或数个,大小不一,呈马蹄形、圆形等,色红,边界清晰,以颞侧周边为多见。

3. 特殊检查

(1) B超检查:B超图像显示视网膜脱离强光带。

（2）视野检查：与病灶相应的视野缺损，缺损范围与脱离范围呈正相关。

（3）荧光素眼底血管造影检查：如查不到裂孔可作本项检查，以鉴别脉络膜渗漏、泡状视网膜脱离等病变。

【治疗】

对原发性孔源性视网膜脱离应尽早施行视网膜复位术。术前、术后可辅以中药治疗，以减轻手术反应。

1. 中医治疗

（1）脾虚湿泛证：视物昏矇，玻璃体混浊，视网膜脱离，或为术后视网膜下仍有积液者，伴倦怠乏力，面色少华，或有食少便溏。舌淡胖有齿痕，苔白滑，脉细或濡。

治法：健脾益气，利水化浊。

方药：补中益气汤合四苓散加减。

若积液多者加苍术、薏苡仁、车前子以除湿利水。

（2）脉络瘀滞证：头眼部外伤，或术后视网膜水肿或残留视网膜下积液，结膜充血、肿胀，伴眼痛头痛。舌质黯红或有瘀斑，脉弦涩。

治法：养血活血，祛风止痛。

方药：桃红四物汤加减。

亦可加泽兰、三七，以加强祛瘀活血之功。若残留积液者，宜加茯苓、赤小豆、白茅根以祛湿利水；若头目胀痛甚者，加蔓荆子、菊花、石决明以祛风镇痛；若术后表现为气虚血瘀水停者，可用补阳还五汤加益母草、泽兰等益气养阴，活血利水。

（3）肝肾阴虚证：久病失养或手术后视力不升，眼见黑花、闪光，伴头晕耳鸣，失眠健忘，腰膝酸软。舌红少苔，脉细。

治法：滋补肝肾。

方药：驻景丸加减方加减。

若眼前黑花及闪光者，宜加麦冬、太子参、当归、川芎、赤芍，以滋阴益气补血。

2. **西医治疗** 根据视网膜脱离的具体情况,选择不同的手术方法,使视网膜复位。选用激光光凝、冷凝或透热电凝,使裂孔周围的视网膜、脉络膜产生炎症,从而令裂孔封闭。在经上述治疗的同时,可采用巩膜外硅胶垫压、巩膜环扎、玻璃体腔内充填惰性气体或硅油,或行玻璃体切割等。周边部视网膜格子样变性、囊样变性或干性裂孔者予预防性激光治疗。

【预防调护】

(1) 手术前、后应避免剧烈运动。

(2) 术后患者应戒烟慎酒,少吃刺激性食物,保持大便通畅。

(3) 如术中玻璃体腔内充填惰性气体或硅油,术后应根据气体或填充物作用位置选择相应的体位。

中心性浆液性脉络膜视网膜病变（视瞻有色）

【定义】

中心性浆液性脉络膜视网膜病变，简称"中浆"，是发生在黄斑部及其附近视网膜神经上皮层与色素上皮层的局限性浆液性脱离。本病好发于中青年健康男性，单眼或双眼发病，有自限性，但易反复发作，若失治误治，也可严重影响视力。其诱发因素常为精神的过度紧张、用脑过度、睡眠不足等。

本病属于中医学"视瞻有色"范畴，又称视大反小、视正为斜等。

【诊断要点】

1. 临床表现　视物模糊，视物变暗、或变小、或变黄、或变形，眼前视野中央常有灰色团状阴影，在白色背景下更加显著。

2. 眼科检查　视力轻度下降，以近视力下降为明显。眼底检查可见黄斑区呈1～3 PD盘状视网膜浅脱离，黄斑区水肿，周围有反光晕，中心凹反光消失。水肿消退后黄斑区可残留黄白色渗出及色素紊乱、色素沉着。

3. 特殊检查

（1）OCT检查：浆液性色素上皮层与神经上皮层脱离。

（2）FFA检查：静脉早期开始出现黄斑区渗漏现象，在后极部或远离后极部出现一个或数个很小的荧光素渗漏点，后期逐渐呈喷射状或墨迹样扩大的强荧光斑，最后染料积存可显现脱离的范围。

（3）视野检查：Amsler 方格表检查见中心暗点，方格变形。

【鉴别诊断】

1. **孔源性视网膜浅脱离** 孔源性视网膜浅脱离尤其为下方者，黄斑部可累及，需散瞳检查眼底周边部即可鉴别。

2. **黄斑囊样水肿** 黄斑囊样水肿根据 FFA 后期可呈现典型的花瓣状荧光积存与中心性浆液性脉络膜视网膜病变鉴别。

【治疗】

1. 中医治疗

（1）辨证论治

1）肝经郁热证：视物不清，或视瞻有色，或变小变形，或眼前阴影，黄斑区水肿，有黄白色点状渗出，中心凹反光消失，见情志不舒，胸胁胀满，口苦咽干。舌红苔薄，脉弦细数。

治法：疏肝泻热，行气活血。

方药：丹栀逍遥散加减。

亦可酌加毛冬青、丹参、郁金增加行气活血的功效。若水肿明显者，加牛膝、泽兰、车前子消肿利水。

2）脾虚湿泛证：眼症同前，伴有面色无华，少气乏力，食少便溏。舌淡苔白，脉缓或濡。

治法：益气健脾，利水渗湿。

方药：参苓白术散加减。

若水肿明显者酌加泽泻、泽兰、车前子消肿利水；若脾阳虚衰，畏寒者，酌加桂枝、干姜温阳散寒，行气化水。若病变在早期，脾虚不显者，可用三仁汤加减。

3）肝肾亏虚证：病久，黄斑区色素沉着，渗出久不消退，全身症状不明显，或兼见头晕耳鸣，失眠多梦，腰膝酸软。舌红少苔，脉细或沉。

治法：补益肝肾，软坚散结。

方药：驻景丸加减。

若黄斑区渗出或色素多者，酌加山楂、昆布、海藻以软坚散结；

若失眠多梦者,酌加酸枣仁、合欢皮、夜交藤安神助眠;若阳气偏衰者,酌加肉苁蓉、紫河车,温肾益精;若阴虚火旺者,可选用知柏地黄丸。

(2) 其他疗法

1) 中成药治疗:逍遥丸,适用于肝郁气滞证;杞菊地黄丸、明目地黄丸适用于肝肾亏虚证。

2) 针刺治疗:选穴攒竹、瞳子髎、球后、睛明、合谷、足三里、肝俞、脾俞、肾俞等,每次取眼局部 2 穴,远端 1 穴,背俞 1～2 穴,每日 1 次,10 次为 1 个疗程。休息 3 日后,可行第 2 个疗程。

3) 药物离子导入治疗:选丹参注射液或三七注射液电离子导入,每日 1 次,每次 15 分钟,10 次为 1 个疗程。休息 2～5 日后,可行第 2 个疗程。

2. 西医治疗　如渗漏点不在盘斑区,又距离黄斑中心凹 200 μm 以外,可考虑激光光凝渗漏点,光凝后 2～3 周会出现明显改善。

【预防调护】

(1) 避免情志不调、熬夜及过度劳累。

(2) 忌食辛辣炙煿,戒烟忌酒,以免脾胃积热,病情反复。

中心性渗出性脉络膜视网膜病变（视直如曲）

【定义】

中心性渗出性脉络膜视网膜病变，简称"中渗"，是发生于黄斑区的伴有视网膜下新生血管和出血的渗出性脉络膜视网膜病变。本病好发20～40岁的青年女性，多为单眼发病，自觉症状与"中浆"相似，但无自限性，常造成永久性的视力损害。

本病属于中医学"视直如曲"范畴，又称视大反小、视瞻有色等。

【诊断要点】

1. **临床表现** 中心视力下降或中心区暗影，视物变形、变小或变色等。若病变未波及黄斑中心凹者可无明显自觉症状。

2. **眼科检查** 眼底黄斑区可见灰白色圆形渗出性病灶，微微隆起，边缘模糊，在病灶处有浆液性视网膜色素上皮层与神经上皮层脱离，病灶周边常见点状、片状、弧形或环形的出血。病程持续较久者，视网膜水肿消失，病灶周围形成灰白色斑块，边界清楚，亦可留有色素沉着。

3. **特殊检查**

（1）FFA检查：动脉前期或早期脉络膜新生血管可显荧光，形态常为树枝状、花边状、轮辐状、颗粒状，随造影时间延长，形成与灰白色渗出性病灶区相对应的强荧光，直至晚期不退。病灶周边的出血呈遮蔽荧光。

（2）ICCG检查：可较好地显示脉络膜新生血管的形态、部位和范围。

（3）OCT 检查：若脉络膜新生血管位于视网膜色素上皮层与神经上皮层之间，可见前者出血性脱离、视网膜内水肿及后者的浆液性脱离。

（4）视野检查：与病灶相对应的中心相对性或绝对性暗点。

【鉴别诊断】

1. 年龄相关性黄斑变性　年龄相关性黄斑变性发病年龄多在50岁以上，累及双眼，黄斑区病灶范围较大，且在其周围和另一眼常有玻璃膜疣和色素的改变。

2. 中心性浆液性脉络膜视网膜病变　中心性浆液性脉络膜视网膜病变无脉络膜新生血管膜形成，无出血，FFA 示静脉早期开始出现黄斑区渗漏现象，后期逐渐呈喷射状或墨迹样扩大的强荧光斑。

3. 近视性黄斑变性　近视性黄斑变性有高度近视病史，可有新生血管和出血，但眼底还具有视网膜豹纹状改变、玻璃膜裂纹等高度近视的改变。

【治疗】

1. 中医治疗

（1）辨证论治

1）阴虚火旺证：视物模糊，眼前正中暗影，视物变小变形，黄斑部有圆形渗出性病灶及出血，血色鲜红，见五心烦热，口燥咽干，心烦失眠。舌红少苔，脉细数。

治法：滋阴降火。

方药：知柏地黄汤加减。

若心烦失眠者，酌加五味子、合欢皮、夜交藤安神除烦。

2）湿热痰瘀证：视物模糊，变小变形，病程较长；黄斑水肿，渗出较多，污秽不清，出血较少，血色黯红，见形体肥胖，头重胸闷，腹胀纳少，便溏溲黄。舌苔黄腻，脉滑数。

治法：清热利湿，化痰散瘀。

方药：温胆汤合四物汤加减。

若出血较明显者,可加生蒲黄、丹皮等凉血活血;若黄斑水肿较甚者,可加薏苡仁、滑石等以增清热利湿之效。

3)气滞血瘀证:视物模糊,患病日久,黄斑渗出及出血不多,色素紊乱或陈旧性出血,见情志抑郁,胸胁胀满,善太息,女性月经不调。舌质紫黯,脉弦涩。

治法:行气活血。

方药:逍遥散加减。

若陈旧病变伴新鲜出血者,可加三七粉、茜草化瘀止血。

4)肝肾亏虚证:眼病后期,视力不佳,目涩不适,黄斑区病灶周围有灰白色斑块,边界清楚,色素沉着,见腰膝酸软,头晕失眠。舌红少苔,脉沉细。

治法:滋补肝肾。

方药:杞菊地黄汤加减。

亦可加鸡内金、炒谷芽、焦山楂、郁金等行气活血,散结消瘀。

(2)其他疗法:针刺。选穴攒竹、球后、睛明、合谷、足三里、肝俞等。每次取眼局部1穴,远端1~2穴,每日1次,10日为1个疗程。休息3日后,可行第2个疗程。

2. 西医治疗

(1)病因治疗:寻找可能的病因,如弓形体、结核、梅毒、真菌和病毒感染等,针对病因治疗。若病因不明确,可用非特异性抗炎药,如吲哚美辛、布洛芬等。

(2)激光光凝或 TTT 治疗:吲哚青绿血管造影(ICGA)能够证实有脉络膜新生血管并能定位清楚。

(3)PDT 治疗:适用于中心凹旁或中心凹下病灶。

(4)抗血管内皮生长因子(VEGF)治疗:玻璃体腔内注射贝伐珠单抗(Avastin)1.25 mg或雷珠单抗(Lucentis)0.5 mg。

【预防调护】

(1)避免抑郁恼怒,以防肝郁化火,加重病情。

(2)忌食辛辣炙煿,戒烟忌酒,以免脾胃积热,病情反复。

视网膜动脉阻塞(络阻暴盲)

【定义】

视网膜动脉阻塞指视网膜中央动脉及其分支动脉的阻塞引起视网膜组织急性缺血的眼病,表现为无痛性的视力骤降甚至盲目。因阻塞的部位不同,可分为视网膜中央动脉阻塞(CRAO)和视网膜分支动脉阻塞(BRAO),前者病情最为严重,若抢救不及时,可导致永久的视力损害,是致盲的急重眼病之一。本病多发生于老年人,尤其是伴有高血压等心血管疾病者,单眼发病,无明显性别差异。

本病属于中医学"络阻暴盲"范畴,又称落气眼。

【诊断要点】

1. 临床表现 视力骤降,甚至失明,或者部分视野缺损,多无疼痛。部分患者发病前曾有一过性视物模糊、头晕头痛等。

2. 眼科检查

(1) 视网膜中央动脉阻塞:外眼如常,瞳孔直接对光反射消失,间接对光反射存在。眼底可见视盘色淡、水肿,边界模糊,动脉高度变细,甚至呈白色线条样,部分血管腔内可见间断状血柱,静脉狭窄;视网膜呈半透明乳白色混浊、水肿,以后极部为甚,黄斑区可见樱桃红色的脉络膜背景,称为樱桃红斑,是本病的特征性体征。

(2) 视网膜分支动脉阻塞:在其供血区出现视网膜灰白色水肿,血管变细,伴有相应的视野缺损。

3. 特殊检查 FFA检查显示视网膜血循环时间延长,动脉及静脉充盈迟缓,视网膜中央动脉主干或小分支无灌注,动脉管壁不均匀;数周后视网膜血循环时间可恢复正常,但动脉细,发病晚期全视网膜广泛毛细血管无灌注。

【鉴别诊断】

1. **急性眼动脉阻塞** 急性眼动脉阻塞为视网膜中央动脉和睫状动脉同时失却供血,视力损害更为严重,眼底视网膜混浊、水肿较重,40%的患者眼底无樱桃红斑。病变晚期,黄斑部遗留较重的色素紊乱。FFA检查示脉络膜弱荧光。

2. **缺血性视神经病变** 缺血性视神经病变视力可正常或有不同程度的降低,较视网膜动脉阻塞轻,视野表现为象限性缺损,但与生理盲点相连,FFA示视乳头充盈不均匀。

【治疗】

1. 中医治疗

(1) 辨证论治

1) 气滞血瘀证:视力骤降,眼底见视网膜中央动脉或分支动脉阻塞,见情志抑郁或急躁易怒,胸胁胀满。舌质紫黯或有瘀点,脉弦或涩。

治法:理气活血通窍。

方药:通窍活血汤加减。

若视网膜水肿甚者,可加车前子、泽兰利水消肿;若胸胁胀满者,可加香附、郁金、青皮疏肝理气。

2) 痰热上壅证:眼部症状同前,并见形体较胖,头眩而重,胸闷烦躁,纳少泛恶,口苦痰稠。舌苔黄腻,脉弦滑。

治法:涤痰通络,活血开窍。

方药:涤痰汤加减。

亦可酌加地龙、川芎、泽兰活血利水,通络开窍。若热邪较甚者,可去人参,酌加黄连、黄芩以清热涤痰。

3) 阴虚阳亢证:眼部症状同前,并见头痛眼胀或眩晕时作,急躁易怒,面赤烘热,心悸健忘,失眠多梦,口苦咽干。脉弦细或数。

治法：滋阴潜阳,活血通络。

方药：镇肝熄风汤加减。

亦可加泽泻、泽兰、车前子利水渗湿。若心悸健忘,失眠多梦者,加夜交藤、珍珠母镇静安神。

4）气虚血瘀证：发病日久,视物昏朦,眼底视网膜动脉细而色淡红,或呈白色线条状,视网膜水肿,视盘色淡白,并见气短乏力,面色萎黄,倦怠懒言。舌淡有瘀斑,脉涩或结代。

治法：补气养血,化瘀通脉。

方药：补阳还五汤加减。

若视网膜色淡者,加枸杞子、楮实子、菟丝子等补肾明目；若久病情志抑郁者,加柴胡、白芍、青皮、郁金疏肝解郁。

（2）其他疗法

1）中成药治疗：① 葛根素注射液 200～400 mg,加入右旋糖酐 40 或 5%葡萄糖 500 mL 内,静脉滴注,每日 1 次。② 丹参注射液 20～40 mL,加入右旋糖酐 40 或 5%葡萄糖 500 mL 内,静脉滴注,每日 1 次。③ 复方丹参滴丸,舌下含服,一次 10 丸,每日 3 次。

2）针刺治疗：① 体针。眼周取穴睛明、球后、瞳子髎、承泣、攒竹、太阳等,远端取穴风池、合谷、内关、太冲、翳风、足光明等。每日选眼周穴位 2 个,远端穴位 2 个,交替选取,留针 15 分钟,若强刺激则不留针,每日 1 次,10 日为 1 个疗程。② 耳针。取肝、胆、脾、肾、心、耳尖、目 1、目 2、眼、脑干、神门等穴,针刺与压豆相结合,每 2 日 1 次。③ 头针。取视区,每日或隔日 1 次,10 次为 1 个疗程。④ 穴位注射：葛根素注射液 2 mL,球后注射。⑤ 穴位放血：取耳尖、耳背小静脉,刺放少许血液。

3）电离子导入治疗：选用毛冬青煎剂或复方丹参注射液。

2. 西医治疗

（1）扩张血管：① 立即吸入亚硝酸异戊脂（将药管捏破后置于患者鼻部吸入,可用 2～3 个）或舌下含服硝酸甘油（每次 1～2 片,每片 0.3 mg）。心脏病患者慎用。② 球后注射妥拉唑林 25 mg

或 12.5 mg;或盐酸消旋山莨菪碱(654～2)5 mg。③ 口服烟酸，50～100 mg,每日 3 次。

(2) 降低眼压：① 按摩眼球,至少 15 分钟;或 24 小时内前房穿刺,放液 0.1～0.4 mL。② 口服乙酰唑胺 250 mg,每日 3 次;或醋甲唑胺 25 mg,每日 2 次。

(3) 纤溶制剂治疗：适用于纤维蛋白原增高或正常者。降纤酶 40U 加生理盐水 250～500 mL 静脉滴注,每日 1 次;或尿激酶 1～3 万 U 加生理盐水 250 mL 静脉滴注,每日 1 次。同时可口服胰激肽释放酶片,每次 1～2 片,每日 3 次。

(4) 吸氧：吸入 95％氧和 5％二氧化碳混合气体,白天每小时 1 次,每次 10 分钟,晚上每 4 小时 1 次,以缓解视网膜缺氧状态;或高压氧舱。

【预防调护】

(1) 注意休息与保暖,避免情绪激动。

(2) 忌食肥甘油腻之品,清淡饮食,戒烟限酒,多食蔬菜和水果。

(3) 参加力所能及的体育运动,促使血液流畅。

(4) 一旦发现视力骤降,及时到医院就诊,以免延误病情。

视网膜静脉阻塞(络瘀暴盲)

【定义】

视网膜静脉阻塞指各种原因引起的视网膜中央静脉的主干或分支发生阻塞,以远端静脉扩张迂曲、血流瘀滞、视网膜出血和水肿为特征的眼病。根据阻塞部位,可分为视网膜中央静脉阻塞(CRVO)和视网膜分支静脉阻塞(BRVO);根据阻塞程度,可分为缺血型和非缺血型。本病为最常见的视网膜血管病,也是致盲眼病之一。常单眼发病,偶见于双眼,老年人常见,多伴有高血压、动脉硬化、糖尿病等全身疾病。

本病属于中医学"络瘀暴盲"范畴。

【诊断要点】

1. **临床表现** 外眼如常,视力不同程度下降,与出血量及黄斑水肿情况相关。视网膜中央静脉阻塞视力下降明显,甚至降至眼前手动。

2. **眼科检查**

(1) 视网膜中央静脉阻塞:视乳头水肿充血,边界模糊,动脉管径变细,静脉高度迂曲扩张,视网膜高度水肿,沿静脉分布有大量斑片状、火焰状出血,并伴有白色棉绒斑;黄斑部囊样水肿和出血。若为缺血型者,在发病后 3 个月左右发生新生血管性青光眼的概率约 33%。

(2) 视网膜分支静脉阻塞:阻塞点远端视网膜水肿,静脉迂曲扩张,沿血管走行有火焰状出血。

3. **特殊检查**

(1) FFA 检查:视网膜中央静脉阻塞的网膜循环时间延长,

毛细血管呈瘤样扩张,并有荧光素渗漏,静脉管壁染色,黄斑区呈弥漫荧光素渗漏或花瓣状渗漏。缺血型可在视网膜周边部形成大片无灌注区。视网膜分支静脉阻塞的压迫点处呈现强荧光,远端毛细血管扩张,有荧光素渗漏,黄斑呈点状或半花瓣状渗漏。

(2) OCT 检查:黄斑呈囊样水肿。该病理改变是本病常见的并发症,也是视力下降的主要原因。囊样水肿消退较慢,可留下囊样瘢痕。后期,可见黄斑前膜、色素增值,甚至形成黄斑裂孔。

【鉴别诊断】

1. **糖尿病视网膜病变** 糖尿病视网膜病变多双眼发病,眼底可见微血管瘤、硬性渗出、出血、棉绒斑等病理改变。其视网膜静脉改变及出血较视网膜静脉阻塞轻,易反复出血。

2. **高血压性视网膜病变** 高血压性视网膜病变常累及双眼,后极部视网膜出血较少,视网膜动脉变细、交叉压迫,急进型高血压可见视盘、视网膜水肿,视网膜火焰状出血、棉绒斑和硬性渗出。

【治疗】

1. 中医治疗

(1) 辨证论治

1) 气滞血瘀证:视力骤降,眼底检查同眼部表现,伴见头胀头痛,胸胁胀闷。舌质紫黯或有瘀斑,脉弦紧或涩。

治法:理气活血,止血通络。

方药:血府逐瘀汤加减。

若视网膜出血色鲜红者,加侧柏叶、荆芥炭、白茅根等凉血止血;若出血色紫黯者,加生蒲黄、三七、茜草等化瘀止血;若视网膜水肿甚者,加车前子、泽泻、猪苓等利水消肿;若肝郁气滞甚者,加郁金、青皮等理气解郁。

2) 肝阳上亢证:眼部症状同前,伴烦躁易怒,眩晕头痛,耳鸣,口苦,心烦失眠。舌红,脉弦或弦细数。

治法:平肝潜阳止血。

方药:天麻钩藤饮加减。

3）痰浊瘀阻证：眼部症状同前，伴形体偏胖，头重眩晕，胸闷脘胀；舌淡苔腻，脉弦滑。

治法：化痰降浊止血。

方药：菖蒲郁金汤加减。

若视网膜水肿、渗出甚者，可加泽兰、益母草、车前子化瘀利水消肿。

4）阴虚火旺证：眼部症状同前，伴见头晕目眩，耳鸣，五心烦热，口干咽燥。舌红少苔，脉细数。

治法：滋阴降火，凉血散瘀。

方药：知柏地黄丸合二至丸加减。

5）心脾两虚证：病程较长，视网膜反复出血，色淡，伴面色萎黄，心悸健忘，肢体倦怠，少气懒言，纳差便溏。舌淡胖，脉弱。

治法：养心健脾，益气摄血。

方药：归脾汤加减。

若视网膜出血反复，不耐久视者，加菟丝子、刺五加温补阳气；若纳差便溏者，去大枣、龙眼肉，加陈皮、神曲理气和中。

（2）其他疗法

1）中成药治疗：① 云南白药胶囊，每次 1 粒，每日 4 次，适用于视网膜经脉阻塞的早期。② 丹参注射液、葛根素注射液，加入右旋糖酐 40 或 5％葡萄糖 500 mL，静脉滴注，每日 1 次。③ 丹红化瘀口服液，每次 1 支，每日 3 次，适用于视网膜静脉阻塞的吸收期，属气滞血瘀证者。复方血栓通胶囊，每次 3 粒，每日 3 次，适用于视网膜静脉阻塞的血瘀兼气阴两虚证者。

2）针刺治疗：体针。眼周取穴睛明、四白、瞳子髎、承泣、攒竹、太阳等，远端取穴风池、合谷、内关、三阴交、足三里、太冲、翳风、足光明等。每日选眼周穴位 2 个，远端穴位 2 个，交替选取，留针 15 分钟，每日 1 次，10 日为 1 个疗程。② 耳针：取肝、胆、脾、肾、心、耳尖、目 1、目 2、眼、脑干、神门等穴，针刺与按压耳穴相结合，每 2 日 1 次。③ 头针：取视区，每日或隔日 1 次，10 次为 1 个疗程。

3）电离子导入治疗：葛根素注射液或丹参注射液。

2. 西医治疗

（1）纤溶制剂治疗：适用于纤维蛋白原增高者。用药同"视网膜动脉阻塞"。

（2）视网膜激光光凝术：适用于 FFA 示视网膜有大片无灌注区，或伴有黄斑囊样水肿者，用以防止新生血管形成、复发出血及新生血管性青光眼。

（3）抗 VEGF 治疗：适用于黄斑水肿者。玻璃体腔内注射贝伐珠单抗（Avastin）1.25 mg 或雷珠单抗（Lucentis）0.5 mg，每月1次。

（4）玻璃体切割术：适用于玻璃体积血经治疗半年以上不吸收，或经 B 超检查有机化膜形成，甚至有视网膜脱离者。术后应进一步检查无灌注区和新生血管的部位，以便及时行激光治疗，防止反复出血。

【预防调护】

（1）出血期应适当休息，有新鲜玻璃体积血者，应半卧位，使积血下沉。

（2）饮食应清淡而富有营养，少食辛辣煎炸肥厚之品，戒烟慎酒。

（3）长期随访，避免反复出血。

（4）高血压、高血脂、糖尿病、心脑血管疾病等可能为本病发生的潜在因素，应积极治疗，定期随访眼底。

视网膜静脉周围炎（络损暴盲）

【定义】

视网膜静脉周围炎，又称青年性复发性视网膜玻璃体积血，好发于 20～40 岁的青壮年男性，以双眼周边部小血管闭塞，反复发生视网膜、玻璃体积血为特征，常有视网膜新生血管。其病因可能系对结核菌素等过敏所致。

本病属于中医学"络损暴盲"范畴。

【诊断要点】

1. **临床表现** 多双眼发病，视功能的损害与受累血管的大小、出血量及部位有关。如病变位于眼底周边部血管，出血量不多者，患者多无自觉症状或仅有飞蚊症；当病变位于较大静脉，出血量多而突破内界膜进入玻璃体，视力可突然下降至眼前指数、手动，甚至光感。

2. **眼科检查** 眼底周边见一处或数处静脉小分支充盈、扭曲，周围有出血及（或）渗出病灶，静脉管壁白鞘，甚至部分血管闭塞。严重者，大量血液进入玻璃体形成玻璃体积血混浊，日久，视网膜或玻璃体中出现纤维增殖膜，可牵引视网膜而造成视网膜脱离。同时出现新生血管，薄弱的新生血管管壁易于破裂，出血反复发作。

3. **特殊检查**

(1) 眼底荧光血管造影检查：受累静脉不规则迂曲，管壁有荧光素渗漏和组织着染，周边部毛细血管无灌注区，无灌注区边缘可见微血管瘤、毛细血管扩张渗漏、动静脉短路和新生血管。

（2）全身检查：胸部Ｘ线检查、结核菌素试验、血液检查、免疫学检查、传染病检查等。

【鉴别诊断】

1. 视网膜静脉阻塞出血　两者均可出现眼底出血,但发病年龄、病因、眼底表现不同,可通过眼底荧光血管造影检查加以鉴别。

2. 急性视网膜坏死综合征　带状疱疹病毒或单纯疱疹病毒等引起的一种坏死性视网膜炎,常发生于免疫功能受抑制的患者。表现为周边部进展性、全层坏死性视网膜炎,以闭塞性动脉炎为主的视网膜血管炎,中等度以上的玻璃体混浊和炎症反应。而视网膜静脉周围炎以反复出血为特征,可加以鉴别。

【治疗】

1. 中医治疗

（1）辨证论治

1）气滞血瘀证：眼外观端好,视力骤降,眼底表现同眼部检查,伴有眼胀头痛,胸胁胀痛,或情志抑郁,食少嗳气,或烦躁失眠。舌红有瘀斑,苔薄白,脉弦或涩。

治法：理气解郁,化瘀止血。

方药：血府逐瘀汤加减。

若出血初期,舌红脉数者,加荆芥炭、血余炭、白茅根、大蓟、小蓟以凉血止血;若眼底出血较多,血色紫黯者,加生蒲黄、茜草、三七以化瘀止血;若视盘充血水肿,视网膜水肿明显者,加泽兰、益母草、车前子以活血利水;若失眠多梦者,加珍珠母、夜交藤以镇静安神。

2）阴虚阳亢证：眼部症状同前,兼见头晕耳鸣,面色潮红,头重脚轻,失眠多梦,烦躁易怒,腰膝酸软。舌红少苔,脉弦细。

治法：滋阴潜阳。

方药：天麻钩藤饮加减。

若潮热口干明显者,可加生地黄、麦冬、知母、黄柏以滋阴降火;若头重脚轻者,宜加龟板、首乌、白芍以滋阴潜阳。

3）痰瘀互结证：眼部症状同前，或是病程较长，眼底水肿渗出明显，或有黄斑囊样水肿，形体肥胖，兼见头重眩晕，胸闷脘胀。舌苔腻或舌有瘀点，脉弦或滑。

治法：清热除湿，化瘀通络。

方药：桃红四物汤合温胆汤加减。

若视网膜水肿、渗出明显者，可加车前子、益母草、泽兰以利水化瘀消肿。

4）心脾两虚证：病程较久，视网膜静脉反复出血，其色较淡，常伴有面色萎黄或㿠白，心悸健忘，肢体倦怠，少气懒言，月经量少，或淋漓不断，纳差便溏。舌淡胖，脉弱。

治法：养心健脾，益气摄血。

方药：归脾汤加减。

若纳差腹胀者，去大枣、龙眼肉，加神曲、陈皮、砂仁以理气和中；若视网膜出血色较淡者，可加阿胶以补血止血。

（2）其他疗法

1）中成药治疗：根据临床证型选用云南白药、复方血栓通胶囊、血栓通注射液等口服或静脉滴注。

2）直流电离子导入治疗：选用丹参或血栓通注射液作局部电离子导入，每日 1 次，10 次为 1 个疗程。

2. 西医治疗

（1）激素治疗：早期可试用糖皮质激素。

（2）止血：口服或静脉注射肾上腺色腙、维生素 K 等。

（3）激光治疗：针对视网膜无灌注区。

（4）手术治疗：对于有新生血管、黄斑水肿者可以行玻璃体腔内注射抗 VEGF 因子。对玻璃体积血长时间不吸收、玻璃体机化膜牵拉及有视网膜脱离者，可行玻璃体切割手术治疗。

【预防调护】

（1）在出血发作期应适当休息，有新鲜玻璃体积血者，应半卧位，使积血下沉。

（2）饮食宜清淡而富有营养,少食辛辣煎炸之物及肥甘厚味,并戒烟慎酒。

（3）本病有可能反复出血,应坚持长期治疗和观察,当病情反复时,勿急躁、悲观,忌忿怒,心情宜舒畅,积极配合治疗。

原发性视网膜色素变性(高风内障)

【定义】

原发性视网膜色素变性是一种以夜盲、视野缩小、眼底骨细胞样色素沉着和光感受器功能不良为特征的眼病,是一种具有明显遗传倾向的慢性进行性疾病。多于青少年时期发病,一般双眼受累,有家族史。

本病属于中医学"高风内障"范畴,又名高风雀目、高风障症、阴风障等。

【诊断要点】

1. 临床表现 初发时白昼或光亮处视物如常,入暮或黑暗处视物不清,行动困难;日久病情加重,视野日渐缩窄,甚至缩窄如管状,仅见眼前事物,不能看到周围空间,常有撞人、撞物之现象,因而行动困难,最终可致失明。

2. 眼科检查 眼外观无异常。眼底检查可见视神经乳头颜色蜡黄,视网膜血管显著变细,周边部视网膜有星状、骨细胞样或不规则形状色素沉着,渐向后部中央发展,整个眼底颜色污秽。后期晶状体可变混浊。

3. 特殊检查

(1)视野检查:进行性视野缩小,早期可见环形暗点,后期视野缩窄如管状。

(2)眼底荧光血管造影:病程早期显示斑驳状强荧光,病变明显时,显示大片的透见荧光,色素沉着处为遮蔽荧光,晚期因脉络膜毛细血管萎缩而表现为大面积的弱荧光并见脉络膜血管。

（3）视觉电生理检查：① 视网膜电图（ERG）。异常改变常比自觉症状和眼底改变出现为早。a波、b波波峰降低峰时延迟，最后a波、b波消失呈熄灭型。② 眼电图（EOG）：LP/DP（光峰/暗谷）可见明显降低或熄灭。

（4）暗适应检查：初期视杆细胞功能下降，视网膜光敏感降低，暗适应终阈值升高，之后杆细胞功能丧失，锥细胞阈值升高。晚期病例暗适应曲线变为平直。

【鉴别诊断】

1. **维生素A缺乏**　两者均有夜盲。但维生素A缺乏多发于小儿，初期虽有夜盲，但视野不缩窄，眼底无异常。若维生素A缺乏继续加重，则可出现怕光、角膜干燥、结膜充血等不适，严重者可有角膜穿孔。而视网膜色素变性多与生俱来，外眼正常，眼底检查可见视网膜血管旁出现骨细胞样色素沉着，视盘呈蜡黄色，血管变细，视野进行性缩小。

2. **无色素性视网膜色素变性**　无色素性视网膜色素变性一种有典型视网膜色素变性的各种症状和视功能的检查所见。检眼镜下亦有整个眼底灰暗、视网膜血管变细、晚期视盘蜡黄色萎缩等改变，但无色素沉着，或仅在周边眼底出现少数几个骨细胞样色素斑，故称为无色素性视网膜色素变性。

3. Leber先天黑矇　Leber先天黑矇发病早，出生时就有可能视力严重受损，眼球震颤，眼底表现为色素性改变，预后极坏，严重夜盲，视野缩小，最终完全失明。

【治疗】

1. 中医治疗

（1）辨证论治

1）肾阳不足证：夜盲，视野进行性缩窄，眼底检查可见视网膜血管旁出现骨细胞样色素沉着，视盘呈蜡黄色，血管变细等，伴腰膝酸软，形寒肢冷，夜尿频频，小便清长。舌质淡，苔薄白，脉沉弱。

治法：温补肾阳。

方药：右归丸加减。

亦可加川芎、牛膝，以助肉桂、当归温阳活血通络；或酌加川芎、鸡血藤、牛膝等以增强活血通络之功。

2）肝肾阴虚证：眼部症状同前，伴头晕耳鸣，失眠多梦。舌质红，苔少，脉细数。

治法：滋养肝肾。

方药：明目地黄丸加减。

亦可加川芎、丹参、牛膝以增强活血化瘀通络之功。若多梦盗汗者，加知母、丹皮、黄柏等以滋阴清热；若眼干涩不适者可加花粉、玄参以养阴清热活血。

3）脾气虚弱证：眼部症状同前，伴面色无华，神疲乏力，纳差。舌质淡，苔白，脉弱。

治法：补脾益气。

方药：参苓白术散加减。

亦可加川芎、丹参、三七、鸡血藤等以助通络活血之功。

（2）其他疗法

1）中成药治疗：根据证型可选用金匮肾气丸、明目地黄丸等。

2）针灸治疗：主穴取睛明、上睛明、球后、承泣、攒竹、太阳；配穴取风池、完骨、百会、合谷、肝俞、脾俞、肾俞、足三里、足光明、三阴交等。每次选主穴 2 个，配穴 2～4 个，根据辨证补泻，每日 1 次。本病为退行性病变，可每 3～6 个月针刺 20～30 日。

3）穴位注射治疗：可用复方丹参注射液、复方樟柳碱注射液、维生素 B_{12} 注射液等，取双眼颞侧太阳穴交替皮下注射，每穴注射 0.5 mL，每日或隔日 1 次，10 次为 1 个疗程。

2. 西医治疗

（1）营养视神经药治疗：静脉滴注单唾液酸四己糖神经节苷脂钠注射液，肌内注射鼠神经生长因子。

（2）补充维生素及微量元素治疗：如口服维生素 B、维生素 C、维生素 E、锌、硒等。

（3）血管扩张药治疗：口服胰激肽原酶肠溶片。

【预防调护】

（1）注意避光，平时可戴太阳镜。

（2）避免近亲结婚。

糖尿病视网膜病变(消渴内障)

【定义】

糖尿病视网膜病变(DR)是由糖尿病引发的以视力下降、视网膜微血管损害为主要特征的眼病并发症。临床上根据有无视网膜新生血管的出现而分为非增殖性(NPDR)与增殖性(PDR)两大类。糖尿病视网膜病变系双眼发病的终身性疾病,也是发达国家主要致盲眼病。

本病属于中医学"消渴内障"范畴,又称消渴目病。

【诊断要点】

1. **临床表现** 早期眼部可无自觉症状,随着病变加重可有不同程度的视力减退,眼前黑影飞舞,或视物变形等,严重者可丧失视力。

2. **眼科检查** 眼外观无明显异常;非增殖期眼底见视网膜微血管瘤、出血斑点、硬性渗出、棉绒斑、静脉串珠状改变、视网膜微血管异常(IRMA)及黄斑水肿等;增殖期眼底可见视网膜或视盘的新生血管、视网膜大片出血、玻璃体积血及玻璃体内纤维增殖致牵拉性视网膜脱离等。

3. **特殊检查**

(1)眼底荧光血管造影:微血管瘤呈点状强荧光,出血、渗出呈荧光遮蔽,新生血管渗漏呈强荧光团,视网膜无灌注区,黄斑区水肿拱环破坏或晚期囊样水肿表现的荧光素积存呈花瓣状形态。

(2)暗适应和电生理检查:表现为杆阈、锥阈升高;多焦视网膜电流图(ERG)检查表现为黄斑区反应密度降低;标准闪光 ERG 检查 a 波、b 波振幅降低;早期可见视网膜振荡电位(OPs)总波幅降低,潜伏期延长。

(3) 全身检查:血糖、肾功能、血脂、血液黏稠度检查等。

4. 分期标准 糖尿病视网膜病变分型、分期标准,黄斑水肿分级如下(表2、表3)。

表2 糖尿病视网膜病变分型、分期标准(中国,1984年)

分型	分期	视网膜病变
单纯型	Ⅰ期	有微血管瘤或并有小出血点 (＋)较少,易数;(＋＋)较多,不易数
	Ⅱ期	有黄白色"硬性渗出"或并有出血斑 (＋)较少,易数;(＋＋)较多,不易数
	Ⅲ期	有白色"软性渗出"或并有出血斑 (＋)较少,易数;(＋＋)较多,不易数
增殖型	Ⅳ期	眼底有新生血管或并有玻璃体出血
	Ⅴ期	眼底有新生血管和纤维增殖
	Ⅵ期	眼底有新生血管和纤维增殖,伴牵引性视网膜脱离

表3 糖尿病视网膜病变分期标准、黄斑水肿分级(国际,2002年)

程度	眼底表现
无DR改变	无异常
NPDR	轻度:仅有微动脉瘤
	中度:除微动脉瘤外,还存在轻于重度非增生性糖尿病视网膜病变的改变
	重度:出现以下任一改变,但无增生性视网膜病变的体征。① 在四个象限中每一象限中出现多于20处视网膜内出血。② 在两个或两个以上象限出现静脉串珠样改变。③ 至少有一个象限出现明显的视网膜内微血管异常

程　度	眼底表现
PDR	出现下列一种或一种以上改变：① 新生血管。② 玻璃体积血或视网膜前出血
DME*	Ⅰ：无明显黄斑水肿,在后极部无明显视网膜增厚或硬性渗出 Ⅱ：存在明显黄斑水肿,在后极部存在视网膜增厚或硬性渗出 　（1）轻度 DME：后极部存在部分视网膜增厚或硬性渗出,但远离黄斑中心 　（2）中度 DME：视网膜增厚或硬性渗出接近但未累及黄斑中心凹 　（3）重度 DME：视网膜增厚或硬性渗出累及黄斑中心凹

* 糖尿病黄斑水肿（diabetic macular edema，DME）。

【鉴别诊断】

1. 视网膜静脉周围炎　两者均可出现眼底反复出血,视力突然下降。视网膜静脉周围炎多发生于 20～40 岁的男性患者,可有结核、梅毒、蛔虫病、结节病等病史,眼底检查见视网膜周边部火焰状出血、渗出,视网膜静脉充盈、迂曲,静脉周围可见血管白鞘,血管闭塞,新生血管等。

2. 视网膜静脉阻塞　视网膜静脉阻塞病因复杂,多与高血压、动脉硬化、血液高黏度及血流动力学异常等相关,多单眼发病,视力突然下降,视网膜静脉高度迂曲扩张及沿静脉火焰状出血。

3. 高血压性视网膜病变　高血压性视网膜病变常视网膜浅层出血,多位于后极部围绕视盘分布,常见棉絮斑和黄斑星芒状渗出,视网膜动脉壁反光增强,视网膜动静脉交叉压迫征。

【治疗】

1. 中医治疗

（1）辨证论治

1）阴虚燥热证：眼底查见微血管瘤、出血、渗出等,伴口渴多饮,消谷善饥,或口干舌燥,腰膝酸软,心烦失眠。舌红,苔薄白,脉细数。

治法：滋阴润燥,凉血化瘀。

方药：玉泉丸合白虎加人参汤加减。

若口渴甚者酌加天冬、麦冬、元参、石斛等以润燥生津;若尿频甚者加山药、枸杞子、桑螵蛸以滋阴固肾;若视网膜出血鲜红可加白茅根、槐花、大蓟、小蓟以凉血止血。

2)气阴两虚证：视力下降,或眼前有黑影飘动,眼底可见视网膜、黄斑水肿,视网膜渗出、出血等,面色少华,神疲乏力,少气懒言,咽干,自汗,五心烦热。舌淡,脉虚无力。

治法：益气养阴,利水化瘀。

方药：六味地黄汤合生脉散加减。

若自汗、盗汗者,加黄芪、生地黄、牡蛎、浮小麦以益气固表;若视网膜水肿、渗出多者,加猪苓、车前子、益母草以利水化瘀;若视网膜出血者,加三七、旱莲草以活血化瘀。

3)脾肾两虚证：视力下降,或眼前有黑影飘动,眼底可见视网膜出血、水肿、棉绒斑,形体消瘦或虚胖,头晕耳鸣,形寒肢冷,面色萎黄或浮肿,阳痿,夜尿频,量多清长或混如脂膏。舌淡胖,脉沉弱。

治法：温阳益气,利水消肿。

方药：加味肾气丸加减。

若视网膜水肿明显者,加猪苓、泽兰以利水渗湿;若视网膜棉絮斑多者,宜加法半夏、浙贝母、苍术以化痰散结;若夜尿频、量多清长者酌加巴戟天、淫羊藿、肉苁蓉等以温补肾阳。

4)瘀血内阻证：视力下降,眼前有黑影飘动,眼底可见视网膜新生血管,视网膜增殖膜,反复发生大片出血,伴胸闷,头晕目眩,肢体麻木。舌黯,有瘀斑,脉弦或细涩。

治法：化瘀通络。

方药：血府逐瘀汤加减。

若视网膜新鲜出血者,加大蓟、小蓟、生蒲黄、生三七粉以止血通络;若陈旧出血者,加牛膝、葛根、鸡血藤以活血通络;若有纤维增殖者,加生牡蛎、僵蚕、浙贝母、昆布以除痰软坚散结。

5) 痰瘀阻滞证:视力下降,眼前有黑影飘动,眼底可见视网膜水肿、渗出,视网膜有新生血管、出血,玻璃体内可有灰白增殖条索或与视网膜相牵、视网膜增殖膜,形盛体胖,头身沉重,身体某部位固定刺痛,口唇或肢端紫黯。舌紫有瘀斑,苔厚腻,脉弦滑。

治法:健脾燥湿,化痰祛瘀。

方药:温胆汤加减。

亦可加丹参、郁金、山楂、僵蚕以祛痰解郁,活血祛瘀;若玻璃体内有灰白增殖条索、视网膜增殖膜者,加浙贝母、昆布、海藻、莪术以活血软坚散结。

(2) 其他疗法

1) 中成药治疗:根据临床证型,可选用复方血栓通胶囊等口服。

2) 除有新鲜出血或视网膜脱离者外,可行针刺治疗。局部穴:太阳、攒竹、四白、承泣、睛明、球后、阳白;全身穴:百会、风池、完骨、合谷、外关、光明、足三里、肝俞、肾俞、阳陵泉、脾俞、三阴交等。每日根据病情和临床实际可配合针灸、电离子导入(丹参、川芎嗪)。针刺取穴分为两组。每次局部取穴 2～3 个,全身取穴 2～3 个,根据辨证虚实施以补泻。每日 1 次,留针 30 分钟,10 日为 1 个疗程。

2. 西医治疗

(1) 药物治疗:长期控制糖尿病、降低血脂、控制血压,口服导升明(2,5-二羟基苯磺酸钙)能改善糖尿病视网膜病变的眼底循环。

(2) 视网膜光凝治疗:激光治疗被认为是治疗糖尿病视网膜病变的有效方法。可根据病情选用局部或全视网膜光凝。光凝的原理是破坏缺氧的视网膜,使其耗氧量减少,避免产生新生血管,并使其消退,同时封闭渗漏的病变血管及微血管瘤以减轻视网膜水肿。

(3) 玻璃体切割术:玻璃体积血长期不吸收及严重的增殖性病变导致视网膜牵拉或视网膜脱离者。

【预防调护】

(1) 严格而合理地控制血糖、血压、血脂是防治糖尿病视网膜病变发生发展的基础。

(2) 本病宜早诊断、早治疗,定期作眼科检查。

(3) 在日常生活中要慎起居,调情志,戒烟酒,合理饮食,适当运动。

急性视神经炎（目系暴盲）

【定义】

急性视神经炎以发病急骤，视力障碍严重，视野相应缺损为特征。若治疗不及时，或治疗不当，常演变为视神经萎缩，严重者导致失明。本病好发于青壮年，86％为40岁以下，单眼或双眼发病。因病变损害的部位不同而分为球内段的视盘炎和球后段的球后视神经炎两大类。

本病属于中医学"目系暴盲"范畴。

【诊断要点】

1. **临床表现** 发病前患眼无不适，一眼或双眼突然视力急剧下降，甚至失明，或伴有眼胀、头痛呕吐，或目珠转动作痛。

2. **眼科检查**

（1）对光反射检查：视力很差者，瞳孔对光反射迟钝；双眼失明者瞳孔散大，瞳孔直接及间接对光反射均消失；单眼患者患侧或双眼患者受累程度严重的一侧可有相对传入性瞳孔障碍。

（2）眼底检查：属急性视神经乳头炎者，可见视乳头充血，边界模糊，轻度隆起但一般不超过2～3个屈光度，生理凹陷消失，视网膜中央静脉充盈、迂曲，视盘及其周围可见少许出血、水肿或渗出。晚期视乳头呈灰白色萎缩，血管变细。属急性球后视神经炎者，视力骤降，但早期眼底多无明显改变；有时可见视神经乳头轻度充血，边缘稍模糊，静脉轻度扩张。晚期多见视神经乳头颞侧苍白萎缩。

3. **特殊检查**

（1）视野检查：中心暗点、旁中心暗点或周边视野缩小。

（2）视觉电生理检查：视觉诱发电位检测见 P100 潜时延长，振幅降低。

（3）荧光素眼底血管造影：急性视盘炎表现为视盘表面毛细血管扩张或荧光渗漏。

（4）其他检查：头颅、眼眶 CT 或 MRI 检查以排除颅内占位；胸部 X 线检查、结核菌素试验、免疫学检查等以排除相关疾病。

【鉴别诊断】

1. 假性视神经炎　假性视神经炎视盘虽充血，边界不清，但视盘周围无水肿，视野无变化，多见于远视眼，视力一般可矫正。

2. 视盘水肿　视盘充血水肿，隆起可达 3～10 个屈光度，阵发性视物模糊而视力下降不明显，生理盲点扩大，可伴有头痛、恶心、呕吐等。

3. 前部缺血性视神经病变　两者均有突发性视力下降、视盘水肿，前部缺血性视神经病变视野缺损为与生理盲点相连的扇形缺损。而急性视神经炎视野主要为中心暗点。

【治疗】

1. 中医治疗

（1）辨证论治

1）肝经实热证：视力急剧下降甚至失明，伴眼球胀痛或转动时作痛，眼底可见视盘充血肿胀，边界不清，视网膜静脉扩张、迂曲、颜色紫红，视盘周围水肿、渗出、出血，或眼底无异常，伴头胀耳鸣，胁痛口苦。舌红苔黄，脉弦数。

治法：清肝泄热，兼通瘀滞。

方药：龙胆泻肝汤加减。

亦可加夏枯草、决明子以增强清肝泻火之功。若视盘充血肿胀等，可加桃仁、丹皮以助活血散瘀，利水消肿；若头目胀痛者，酌加菊花、蔓荆子、石决明以清利头目止痛；若烦躁失眠者，加黄连、夜交藤清心宁神。

2）肝郁气滞证：患者自觉视力骤降，眼球后隐痛或眼球胀痛，眼部检查同前,患者平素情志抑郁或妇女月经不调,喜叹息,胸胁疼痛,头晕目眩,口干咽干。舌质黯红,苔薄白,脉弦细。

治法:疏肝解郁,行气活血。

方药:逍遥散合桃红四物汤加减。

若视盘充血明显或视网膜静脉迂曲粗大者,加丹皮、栀子以清热凉血散瘀;若头目隐痛者,加石决明、菊花以清肝明目。

3)阴虚火旺证:眼部症状同前,伴见头晕目眩,颧赤唇红,五心烦热,口干。舌红苔少,脉细数。

治法:滋阴降火,活血祛瘀。

方药:知柏地黄丸加减。

亦可加丹参、毛冬青以助活血化瘀。若耳鸣耳聋较重者,酌加龟板、玄参、旱莲草以增强滋阴降火之力;若口渴喜冷饮者,宜加石斛、天花粉、生石膏以生津止渴。

4)气血两虚证:病久体弱,或失血过多,或产后哺乳期发病,视物模糊,兼面色无华或萎黄,爪甲唇色淡白,少气懒言,倦怠神疲。舌淡嫩,脉细弱。

治法:补益气血,通脉开窍。

方药:人参养荣汤加减。

亦可加丹参、石菖蒲、鸡血藤以活血养血。若心悸失眠者,加酸枣仁、柏子仁、夜交藤以养心安神。

(2)其他疗法

1)中成药治疗:根据临床证型,可选用清开灵注射液、醒脑静注射液、川芎嗪注射液等静脉滴注。

2)针刺治疗:选太阳、攒竹、睛明、风池、球后、足三里、肝俞、肾俞、三阴交等。每次选局部穴、远端穴各2~4个,轮流使用。每日1次,留针30分钟,10日为1个疗程。

2. 西医治疗

(1)皮质激素治疗:急性患者,由于视神经纤维发炎肿胀,若时间过长或炎性反应过于剧烈,都可使视神经纤维发生变性和坏死。因此,早期控制炎症反应,避免视神经纤维受累极为重要。

（2）血管扩张剂治疗：球后注射妥拉唑林或口服妥拉唑林、烟酸等。

（3）支持疗法：维生素 B_1 和维生素 B_{12} 肌内注射,每日 1 次,还可用三磷腺苷肌内注射,每日 1 次。

【预防调护】

（1）避免悲观和急躁情绪,以免因病而郁,因郁而影响疗效,加重病情。

（2）病后还应静心养息,惜视缄光,以免阴血耗损。

（3）要坚持系统及时的治疗,忌随意中断或更换用药。

单纯性视神经萎缩（青盲）

【定义】

单纯性视神经萎缩，即下行型的萎缩，由于视纤维在外侧膝状体以前段受病所致，以视功能损害和视盘颜色苍白为主要特征。

本病属于中医学"青盲"范畴。

【诊断要点】

1. 临床表现　视力逐渐下降，视野逐渐缩小，逐渐加重，终致失明，眼外观无异常。

2. 眼科检查　视盘色泽变淡或苍白，边界清楚，其颞侧苍白可出现于其他症状出现之前。生理凹陷可扩大、加深，筛板明显可见，视网膜血管正常或变细。

3. 特殊检查

（1）视野检查：向心性缩小、中心暗点、双颞侧偏盲、同侧偏盲等。

（2）视觉电生理检查：P波峰时延长或振幅严重下降。

（3）头颅 CT 检查：排除或确诊有无颅内占位性病变压迫视神经等。

【鉴别诊断】

1. 视交叉综合征　视交叉综合征最多见于垂体瘤，发生于视交叉本身邻近的病变，常出现双眼程度相近的颞侧视野缺损，眼底视盘表现颞侧色淡，外鼻侧也呈现色淡，而使萎缩区呈蝴蝶状表现，颅脑 X 线或 CT 或 MRI 检查可见阳性病灶。

2. 家族性视神经萎缩　家族性视神经萎缩视力严重下降，早期眼底改变似视乳头炎，双眼有大的中心暗点，暗点可达 30°左右，暗点由一方向可扩大到周边，常见为鼻上。电生理视觉诱发电位（VEP）波幅小，潜伏期延缓，严重者 VEP 熄灭。

3. **头颅闭合性外伤所致的视神经萎缩**　外伤多位于额部、颞部或眉弓部，伤及视神经或视神经血供，受伤后视力完全消失，3～4 日后渐渐好转，留下视神经萎缩及视野缺损。严重者可能视力永不恢复。

【治疗】

1. 中医治疗

（1）辨证论治

1）肝肾不足证：眼外观正常，视力渐降，视物昏矇，甚至失明，视盘色泽变淡或蜡黄或苍白，边界清楚，血管正常或变细，筛板明显可见，伴见头晕耳鸣，腰膝酸软。舌淡，苔薄白，脉细。

治法：补益肝肾。

方药：左归饮加减。

亦可加麝香、石菖蒲以增开窍明目之功，加丹参、川芎、牛膝以增活血化瘀之效。

2）气血不足证：视力渐降，外观如常，视盘色泽变淡或蜡黄或苍白，边界清楚，血管正常或变细，筛板明显可见，伴见头晕心悸，失眠健忘，面色少华，神疲肢软。舌淡，苔薄白，脉沉细。

治法：益气养血。

方药：八珍汤加减。

亦可加石菖蒲以通络开窍。若血虚偏重者，加首乌、龙眼肉以养血安神，加枳壳、柴胡理气以通助补。

3）肝气郁结：视物昏矇，视盘色淡白或苍白，或视盘生理凹陷扩大加深如杯状，血管向鼻侧移位，动静脉变细，兼见情志抑郁，胸胁胀痛，口干口苦。舌红，苔薄白或薄黄，脉弦或细弦。

治法：疏肝解郁，开窍明目。

方药：丹栀逍遥散加减。

亦可加枳壳、香附以助疏肝理气,加丹参、川芎、郁金以助行气活血,加菟丝子、枸杞子、桑椹以助滋养肝肾明目,加远志、石菖蒲以开窍明目。

4)气血瘀滞证:多因头眼外伤,视力渐丧,视盘色苍白,边界清,血管变细,兼见头痛健忘,失眠多梦。舌黯红或有瘀斑,苔薄白,脉涩。

治法:行气活血,化瘀通络。

方药:通窍活血汤加减。

亦可加石菖蒲、苏合香以增芳香开窍之功,加丹参、郁金、地龙以助化瘀通络之效。

（2）其他疗法

1)中成药治疗:根据临床证型,可选用杞菊地黄丸、复方血栓通胶囊等口服。

2)活血化瘀注射剂静脉滴注:如葛根素注射液、丹参注射液静脉滴注,每日1次。

3)针灸治疗:① 体针。常取手足三阳经、手足少阴经及足厥阴肝经穴位为主。主穴:睛明、承泣、球后;配穴:攒竹、太阳、四白、合谷、光明、三阴交、肝俞、肾俞、太冲等。每次选1～2个主穴,2个配穴,每日1次,10次为1个疗程。间隔4～5日,进行第2个疗程。久病阳虚者,远端穴位可施灸法,或针灸并用。② 头针。取视区(位于枕骨粗隆上4 cm,左右旁开各1 cm),两针向下方刺入,每日或间日针1次,10～15次为1个疗程,疗程之间休息3～5日。

4)穴位注射:取肝俞、肾俞,用复方丹参注射液作穴位注射,每穴注射药液0.5 mL左右,每日或间日1次,一般5～10次为1个疗程,疗程之间休息3～5日;复方樟柳碱1 mL,球后或太阳穴(颞浅动脉附近)注射,每日1次,连续10～15日为1个疗程。

2. 西医治疗

（1）血管扩张剂及神经营养类药治疗:如胰激肽酶原、维生素

B族、甲钴胺、ATP、辅酶 A、肌酐。

（2）神经生长因子治疗：20～30 U,肌内注射,每日 1 次,10 日为 1 个疗程。

（3）体外反搏及高压氧舱。

（4）对因治疗：如视神经受挫伤或颅内肿瘤等所致,应及时治疗原发病。

【预防调护】

（1）做好劳动保护,避免头部及眼部外伤。

（2）对视神经有毒害作用的药物慎用,如奎宁、乙胺丁醇等。

（3）查找病因,积极治疗原发病。

（4）让患者认识到本病预后较差,必须采取综合措施坚持治疗方能奏效,并定期检查,注意视力、视野变化。

缺血性视神经病变(暴盲、视瞻昏渺)

【定义】

缺血性视神经病变指供给视神经的血管发生阻塞、缺血,从而引起筛板前后视神经供血不足,产生梗死。本病临床上以前部缺血为多见,因起病较急,故又称"急性前段缺血性视神经病变"。该病以中老年多见,一般双眼先后发病,相隔数周或数月、数年不等。视力损害轻者出现局部象限视野缺损,重则失明。

本病属于中医学"暴盲""视瞻昏渺"等范畴。

【诊断要点】

1. 临床表现 发病前可有一过性黑矇,多见患眼视力突然下降,甚至失明;另一眼可暂时正常。

2. 眼科检查 视盘边界不清,缺血侧见水肿,严重者全视盘水肿,盘缘及周围网膜有少量出血。瞳孔直接对光反射迟钝或消失。

3. 特殊检查

(1)视野检查:多为与生理盲点相连的扇形缺损,也有水平或垂直性偏盲。

(2)FFA检查:早期视盘缺血区低荧光,后期视盘染色。也有因视盘表层毛细血管扩张而呈强荧光,使得缺血区与非缺血区分辨不清。

(3)视觉电生理检查:图像视觉诱发电位(P - VEP 或 F - VEP)可见 P100 波峰潜时延迟,振幅降低。

【鉴别诊断】

1. 视神经乳头炎 两者都有视力突然急剧下降、视盘水肿等,但视神经乳头炎视野缺损主要为中心暗点。缺血性视神经病变多见于中老年人,视野多为与生理盲点相连的扇形缺损。

2. Foster-Kennedy 综合征　原一眼已病而形成视神经萎缩,另一眼又新发病时,两者应鉴别。两者均表现为一眼视盘水肿,一眼视盘苍白,Foster－Kennedy 综合征为前颅凹占位病变所致,视野改变为偏盲或有中心暗点,视盘水肿常大于 3D,行 CT 或 MRI 检查可明确诊断。

【治疗】

1. 中医治疗

(1) 辨证论治

1) 风痰阻络证:视力突降,眼底视盘水肿,视网膜有水肿及小出血、渗出,伴眩晕耳鸣,胸闷恶心或头痛。舌胖苔腻,脉弦或滑。

治法:息风豁痰,活血通脉。

方药:导痰汤加减。

亦可加红花、当归、丹参活血通络。若热象明显者,加竹茹、黄芩、菊花,改南星为龙胆草以清肺肝之热。

2) 气滞血瘀证:眼部症状同前,伴有头痛,情志不舒,胸胁满闷。舌紫苔白,脉弦或涩。

治法:行气活血。

方药:血府逐瘀汤合逍遥散加减。

亦可加青皮、香附以行气。若视网膜出血较多时,加三七、茜草化瘀止血;若视力下降明显者,加细辛、麝香开窍明目。

3) 阴虚阳亢证:眼部症状同前,伴眩晕耳鸣,腰膝酸软。舌红,苔薄白或薄黄,脉弦细。

治法:滋阴潜阳,活血通络。

方药:天麻钩藤饮合桃红四物汤加减。

亦可酌加滋阴药如女贞子、天冬等。

(2) 其他疗法

1) 活血化瘀注射剂静脉滴注:葛根素注射液 0.2～0.4 g,或丹参注射液 20～30 mL,加入生理盐水或 5% 葡萄糖液 250 mL,静脉滴注,每日 1 次,10～15 日为 1 个疗程。

2) 针刺治疗:选太阳、攒竹、睛明、风池、球后、足三里、肝俞、肾俞、三阴交等。每次选取局部穴、远端穴各 2～4 个。每日 1 次,留针 30 分钟,10 日为 1 个疗程。

3) 穴位注射治疗:复方樟柳碱 1 mL,患侧球后或太阳穴颞浅动脉旁皮下注射,每日 1 次,连续 10～15 日为 1 个疗程;或丹参注射液 1 mL,于肝俞、肾俞穴位注射,每日 2 穴,左右交替,连续 15～20 日。

2. 西医治疗

(1) 全身应用糖皮质激素,以缓解循环障碍所致的水肿、渗出,如泼尼松口服 10～30 mg,每日 1 次,取效后渐减。对动脉炎所致者,应加大剂量,如泼尼松口服 60～80 mg,每日 1 次,后渐减;或氢化可的松 100～300 mg 加生理盐水或 5% 葡萄糖液 500 mL 静脉滴注,每日 1 次。

(2) 血管扩张、抗凝剂治疗:如烟酸 50 mg,口服,每日 3 次;曲克芦丁 4 片,口服,每日 3 次;阿司匹林 40～80 mg,口服,每日 1～2 次。

(3) 降低眼压:口服碳酸酐酶抑制剂如乙酰唑胺 250 mg,每日 3 次,连用 15～30 日。

【预防调护】

(1) 系统、全面检查,积极诊治原发病。

(2) 饮食宜清淡而富含营养,忌肥甘厚腻,忌烟少酒。

(3) 适当运动,锻炼身体。

第三章

眼屈光及眼外肌病

近视（能近怯远）

【定义】

近视指眼在调节松弛状态下，平行光线经眼的屈光系统折射后，焦点落在视网膜之前的一种屈光状态，在视网膜上形成不清晰的像。根据屈光成分分三类：屈光性近视、轴性近视、混合型近视。

近视病名中医首见于《目经大成·近视》，又称目不能远视、能近怯远。

【诊断要点】

1. 临床表现　远距离视物模糊，近距离视物清楚，常移近所视目标，且眯眼视物。近视度数较高者，除远视力差外，常伴有夜间视力差、飞蚊症、闪光感等症状。部分患者有视疲劳症状。

2. 眼科检查

（1）远视力减退，近视力正常。近视度数越高，远视力越差，光敏感度降低。

（2）眼球前后径变长，眼球向前突出。

（3）眼位偏斜：由于调节与集合不协调所致外隐斜等。

（4）眼底改变：高度近视者有豹纹状眼底、近视弧形斑、黄斑部出血或形成视网膜下新生血管膜、黄斑部白色萎缩斑或色素沉着呈圆形黑色斑、后巩膜葡萄肿、周边视网膜格子样变性或囊样变性等。

与正常人相比，近视者容易发生视网膜裂孔和视网膜脱离。

3. 特殊检查　验光检查为近视，需用凹球镜片矫正视力。

【鉴别诊断】

1. 假性近视 假性近视表现为一时性的近视,其原因为睫状肌痉挛所致。用阿托品散瞳检查后,近视现象消失,或表现为远视。眼轴偏短,一般儿童多见。

2. 单纯性近视 单纯性近视近视度数很少超过 6D,眼底不发生退行性变化,视力可以配镜矫正。

3. 病理性近视 病理性近视一般发生较早(在 5~10 岁即可发生),且进展很快,25 岁以后继续发展,近视度数可达 15D 以上,伴有眼底病理改变,视力矫正不满意。

【治疗】

1. 中医治疗

(1)辨证论治

1)心阳不足证:眼部症状同前,兼见面色少华,神疲,健忘多梦,情绪抑郁或烦躁易怒。舌淡脉弱。

治法:补心益气,安神定志。

方药:定志丸加减。

若心悸重者,加五味子、酸枣仁、柏子仁以养心安神;若纳差者,加麦芽、山楂,以健脾消食;若伴有神疲乏力者,加白术、黄芪、大枣,以健脾益气。

2)气血不足证:视近清晰,视远模糊,眼底或可见视网膜呈豹纹状改变,兼见面色㿠白,神疲乏力。舌质淡,苔薄白,脉细弱。

治法:补血益气。

方药:当归补血汤加减。

若有眼胀涩者,加白芍、木瓜养血活络。

3)肝肾两虚证:能近怯远,可有眼前黑影飘动,眼底可见玻璃体液化混浊,视网膜呈豹纹状改变,或有头晕耳鸣,腰膝酸软,寐差多梦。舌质淡,脉细弱或弦细。

治法:滋补肝肾。

方药:驻景丸加减。

若眼底视网膜呈豹纹状改变,加太子参、麦冬、五味子以助益气之功。

4)气滞血瘀证:眼部症状同前,久视则眼球酸胀,干涩疼痛,目眶紫黯,眉棱骨疼,或见情志不舒、头晕、耳鸣。舌黯,脉弦细。

治法:活血化瘀,升阳开窍。

方药:桃红四物汤加减。

(2)其他疗法

1)中药超声雾化熏眼治疗:采用内服中药药渣再次煎水过滤,作中药超声雾化熏眼,每次10~15分钟,每日2~3次。

2)针刺治疗:① 取穴。承泣、下睛明、攒竹、太阳、风池、手三里。② 手法。下睛明、风池、承泣三穴,刺0.5~1.5寸;攒竹、太阳,刺0.3~0.5寸。上述穴位可以轮流应用,得气后,留针30分钟。手三里,刺1.5寸,得气后用重刺激手法,不留针,对假性近视可以选用下睛明一穴,刺1.5寸,用重刺激手法,不留针,每日1次。

2. 西医治疗

(1)配镜矫正

1)框架眼镜:假性近视不需戴镜,可滴用睫状肌麻痹剂,如1%阿托品滴眼液或0.5%托吡卡胺滴眼液或雾视疗法,以松弛睫状肌。对于真性近视应及时进行矫正。配镜原则:选用使患者获得最佳视力时的最低度数的镜片。

2)角膜接触镜:可增加视野,并且可使两眼屈光参差明显减少,维持双眼视觉功能。但必须注意清洁卫生,按要求保养并经常更换。

(2)屈光手术:准分子角膜屈光手术、后巩膜加固术,或有晶状体眼人工晶状体植入术。

【预防调护】

(1)养成良好的用眼习惯,阅读和书写时保持端正的姿势,眼与书本应保持30 cm左右的距离,不在走路、乘车或卧床情况下看书。

（2）学习和工作环境照明要适度，照明应无眩光或闪烁，黑板无反光，不在阳光照射或暗光下阅读或写字。

（3）定期检查视力，对近期远视力下降者应查明原因。

（4）积极治疗假性近视，预防真性近视的发生发展。

（5）对验光确诊的近视应佩戴合适的眼镜以保持良好的视力及正常调节和集合，防止发展、加重。

（6）加强体育锻炼，注意营养，增强体质。

远视（能远怯近）

【定义】

远视指眼在调节松弛状态下，平行光线经眼的屈光系统折射后，在视网膜上形成一个弥散环，不能形成清晰的物像，其焦点落在视网膜之后的一种屈光状态。远视症状与调节密切相关，可被调节作用所代偿的这部分远视称为隐性远视；不能完全被调节所代偿的剩余部分称为显性远视，隐性远视与显性远视的总和称为全远视。临床上将 3D 以下称为轻度远视，3～6D 为中度远视，6D 以上为高度远视。

远视病名中医首见于《目经大成·远视》，又称目不能近视、能远怯近。

【诊断要点】

1. 临床表现　视物模糊症状与年龄的关系密切，6 岁以下年龄段调节幅度大，低、中度远视者可无任何症状；40 岁以上调节幅度明显下降，隐形远视转为显性远视，患者不仅需要进行老视矫正，还需要远距远视矫正。严重者可伴有眼球、眼眶隐痛，看书模糊，以及眩晕、恶心、泛呕等视疲劳症状。

2. 眼科检查

(1) 轻度远视者远、近视力均可正常；高度远视者视远、视近均不清楚，近视力比远视力更差。

(2) 常伴有小眼球、浅前房。眼球前后径较短。

(3) 眼位偏斜：由于调节与集合不协调所致内隐斜，高度远视儿童可有内斜视。

（4）眼底改变：中度以上远视者视盘较小、色红，边缘不清，稍隆起。

3. 特殊检查　验光检查为远视，需要凸球镜片来矫正视力。

【鉴别诊断】

1. 散光　两者均属屈光不正，可表现视物模糊、视疲劳，远、近视力均下降。而散光为眼在不同子午线上屈光力不同，平行光线经眼的屈光系统后，聚焦形成两条焦线和最小弥散斑的一种屈光状态。最大屈光力和最小屈光力主子午线相互垂直者为规则散光，其中最大屈光力的主子午线在 $90°\pm30°$ 为顺规散光；最大屈光力的主子午线在 $180°\pm30°$ 为逆规散光；最大屈光力的主子午线在 $30°\sim60°$ 之间或 $120°\sim150°$ 之间为斜轴散光。根据两条主子午线聚焦的焦线与视网膜的位置关系，可将规则散光分为如下几类。

（1）单纯近视散光：一主子午线聚焦在视网膜上，另一主子午线聚焦在视网膜前。

（2）单纯远视散光：一主子午线聚焦在视网膜上，另一主子午线聚焦在视网膜后。

（3）复合近视散光：两互相垂直的主子午线均聚焦在视网膜前，但聚焦位置前后不同。

（4）复合远视散光：两互相垂直的主子午线均聚焦在视网膜后，但聚焦位置前后不同。

（5）混合散光：一主子午线聚焦在视网膜前，另一主子午线聚焦在视网膜后。

2. 老视　老视是一种自然性的老化现象，随着年龄增长而导致晶状体生理性调节力减退而发生的近视力减退。一般在 40～45 岁发生。由于调节集合的联动效应，可出现阅读困难及视疲劳症状等。老视矫正应用凸球镜片，可选择单光眼镜、双光眼镜或渐变多焦点眼镜。

【治疗】

1. 中医治疗

（1）辨证论治

肝肾不足证：视远尚清，视近模糊，或用眼后感眼球酸痛，或兼见头晕耳鸣，腰膝酸软，口咽干燥。舌红少苔，脉细数。

治法：补益肝肾。

方药：地芝丸或杞菊地黄丸加减。前方用于偏阴虚有热者。

（2）其他疗法

1）中药超声雾化熏眼治疗：采用内服中药药渣再次煎水过滤，作中药超声雾化熏眼，每次 10～15 分钟，每日 2～3 次。

2）针刺治疗：取主穴百会、风池、颈三段，配合肝俞、肾俞、脾俞、心俞、睛明、阳白、承泣、合谷、光明等，每次取主穴和配穴各 3～4 个。

2. 西医治疗

（1）戴镜矫正：轻度远视如无症状可无须矫正。如有视疲劳、内斜视者，即使远视度数低也应戴镜。矫正原则：① 6 岁以下小儿，轻度远视是生理性的，不必配镜，如远视度较明显，视力减退、视疲劳及内斜倾向时，应配镜矫正。必要时进行弱视训练。② 6～16 岁的学生正处于视近用较多的阶段，轻度远视也可考虑配镜矫正。③ 处方时，从散瞳验光的度数中减去 1.0D，以适应睫状肌的张力。但对于调节性内斜视患者，则应予以全矫正。④ 中度远视或中年以上远视者应戴镜矫正视力，以消除视疲劳及防止内斜视的发生。

（2）屈光手术：可根据个人条件选择手术。

【预防调护】

（1）注意均衡营养，常闭目调护。

（2）久视近物后可眺望远处目标以缓解调节。

弱　视

【定义】

弱视指视远、视近均模糊不清,是由于视觉系统发育的关键期(可塑期)进入眼内的刺激不够充分,剥夺形成清晰物像的机会,或两眼输入不同而引起清晰物像与模糊物像间发生竞争造成双眼或单眼视力发育障碍。我国青少年弱视发病率为2%～3%。

根据儿童弱视形成或发生的原因分类:斜视性弱视、屈光参差性弱视、屈光不正性弱视、形觉剥夺性弱视、原因不明性弱视。按弱视程度分为:轻度弱视,视力 4.9(0.8)～4.8(0.6);中度弱视,视力4.7(0.5)～4.5(0.2);重度弱视,视力低于或等于 4.0(0.1)。

中医对弱视的认识散见于小儿通睛、能远怯近、胎患内障等。

【诊断要点】

1. **临床表现**　视远、视近均不清。患者或有先天性白内障术后及不恰当的遮盖眼睛史等。

2. **眼科检查**

(1) 视力下降,矫正屈光不正后达不到该年龄段正常视力。其矫正视力 3 岁以下儿童低于 0.5;4～5 岁儿童低于 0.6;6～7 岁儿童低于 0.7;8 岁以上儿童低于 0.8;或双眼视力相差 2 行以上。

(2) 拥挤现象,对排列成行的视标分辨力较单个视标差,对比敏感度功能降低,立体视功能障碍。

(3) 异常固视,弱视眼固视不良,多为旁中心固视。

3. **特殊检查**

(1) 视觉电生理检测:P－VEP 的 P100 波振幅降低,潜伏期延长。

（2）睫状肌麻痹下检影验光。

（3）同视机检查：用于双眼视觉功能检查。

【鉴别诊断】

1. 斜视性弱视　斜视性弱视是由于两眼不能对同一物体协同聚焦，引起复视和视觉混淆，患者不适，大脑主动抑制斜视眼传入的模糊图像，斜视眼黄斑功能长期被抑制而形成弱视。

2. 屈光参差性弱视　屈光参差性弱视使两眼屈光度相差大于2.5D，导致两眼视网膜成像大小不等，融合困难，大脑主动抑制屈光不正较高度数的一眼，抑制其传入的较模糊图像，使其功能得不到发育而形成弱视。

3. 屈光不正性弱视　屈光不正性弱视常见于双眼，发生在屈光不正但未及时矫正的患者，视觉系统未得到清晰的视觉影像刺激，发育障碍而形成弱视。

4. 形觉剥夺性弱视　形觉剥夺性弱视是由于在婴幼儿早期，屈光间质混浊（如角膜混浊、先天性白内障等），上睑下垂或遮盖一眼过久，限制了充分的视觉感知输入，扰乱了视功能发育。

5. 其他　包括眼球震颤、急难产发生的新生儿视网膜病等。

【治疗】

1. 中医治疗

（1）辨证论治

1）肝肾不足证：胎患内障术后或先天性远视、近视等视物不清。舌质淡，脉弱。

治法：养血滋阴，补益肝肾。

方药：四物五子丸加减。

若偏肾阳虚者，加补骨脂、淫羊藿；若偏肾阴虚者，加楮实子、桑椹；若偏脾胃虚者，加白术、党参。

2）脾胃虚弱证：视物不清，或上胞下垂，伴面色萎黄，神疲乏力。舌质淡，苔薄白，脉缓弱。

治法：益气健脾。

方药：参苓白术散加减。

若兼有食滞者，加山楂、麦芽、谷芽、神曲、鸡内金。

（2）其他疗法：针刺治疗。眼部取睛明、承泣、攒竹、球后；头部及远端取风池、光明、翳明穴。若肝肾不足，配肝俞、肾俞、三阴交；脾胃虚弱，配足三里、关元、脾俞、胃俞。于每组穴中各取 1~2 穴，年龄小者不留针，年龄大的患儿留针 10~20 分钟，每日或隔日 1 次，10 次为 1 个疗程。

2. 西医治疗 一旦弱视诊断明确，治疗的首要目的是消除或减轻导致弱视的原因。对于形觉剥夺性弱视，需药物或手术清除视觉通路上的障碍。对于斜视性弱视，手术前的弱视治疗是整体治疗中的重要部分。对于屈光不正性弱视及屈光参差性弱视，首要治疗是完全矫正屈光不正。主要弱视治疗方法如下。

（1）佩戴合适的矫正眼镜。

（2）遮盖疗法：通过遮盖健眼，消除健眼对弱视眼的抑制。5 岁以下患儿，在遮盖过程中，有发生健眼的遮盖性弱视的可能，故必须定期复查双眼视力，及时合理地调整治疗方案。

（3）压抑疗法：用正镜片或点阿托品压抑健眼功能，弱视眼戴矫正眼镜。适用于中度弱视。

（4）光栅疗法：应用不同空间频率，对比度强的黑白条纹组成慢旋转的视刺激治疗机。适用于中心注视、屈光不正性弱视。

（5）弱视治疗仪训练：按作用原理，可分为色光类、图标类。

【预防调护】

弱视的治疗效果取决于年龄、弱视程度和对治疗的依从性。年龄越小，预后越好。应做好以下工作。

（1）普及弱视知识的宣传教育工作，了解弱视的基本知识。

（2）3 岁以上儿童视力检查发现双眼视力相差≥2 行、矫正视力低于同龄正常儿童时，应及时就医。

（3）弱视治疗需要较长时间，应建立良好的医患合作关系。

共同性内斜视（通睛）

【定义】

共同性内斜视指双眼中任何一眼或双眼交替向内侧偏斜,看远、看近时各个方向的偏斜角相等,可分为调节性和非调节性两大类,前者临床较为多见。

本病属于中医学"通睛"范畴,又称小儿通睛外障、双目通睛、睲目、天旋。

【诊断要点】

1. 临床表现 一眼偏向鼻侧斜,常无复视。早期或轻度者偏斜不明显,常由他人发现而就诊。

(1) 先天性内斜视:6 个月龄前发生的恒定性内斜视,开始时内斜视可间歇出现,内斜视角大且稳定。一般呈轻度远视,佩戴充分矫正眼镜后斜视角不减少;眼球运动一般外转力弱,内转力强。

(2) 后天性内斜视:可分为完全调节性、部分调节性和非调节性内斜视。

(3) 完全调节性内斜视:斜视角变化大,早期间歇出现,看近内斜视角加大,看远减小,而且斜视角的大小与患者精神状态及看近时使用的调节量有关。佩戴充分矫正眼镜后,内斜视可消失,或变为部分调节性内斜视。

(4) 部分调节性内斜视:佩戴完全矫正远视镜后内斜视角减少,但仍残余 10△以上内斜视,其残余的内斜视几乎都是先天性内斜视。

(5) 非调节性内斜视:占儿童共同性内斜视的1/3。

2. 眼科检查

(1) 初步检查:包括外眼、眼屈光间质、眼底、眼位等,以排除假性斜视如内眦赘皮、瞳距异常等。

（2）屈光检查：包括裸眼视力、睫状肌麻痹后的屈光状态、矫正视力等。

（3）眼及头位检查：检查有无上睑下垂及排除假性斜视。

（4）注视及眼外肌运动检查：检查患者用哪只眼注视，在各个不同方向是否用同一只眼注视。

（5）眼位及斜视角检查：采用遮盖-去遮盖法及角膜映光法检查。斜视眼偏向鼻侧，遮盖注视眼时非注视眼由偏斜位转为正前方注视。眼球运动无明显异常。用任何一眼注视时其偏斜程度基本相等。

3. 特殊检查

（1）弧形视野计斜视角检查：第一斜视角等于第二斜视角。

（2）同视机检查：可确定斜视度、视功能级别、融合力等。

（3）棱镜片法检查：确定斜视度。

【鉴别诊断】

1. 假性内斜视　假性内斜视的幼儿角膜距内眦角较近，看似内斜视。患者多有宽鼻梁、内眦赘皮或小瞳距。用角膜映光法和遮盖-去遮盖法检查证实无眼位偏斜。

2. 先天性展神经麻痹　先天性展神经麻痹患者内斜视，第二斜视角大于第一斜视角，患眼外展受限。

3. 眼球震颤阻滞综合征　眼球震颤阻滞综合征是指眼球震颤合并内斜视，内转位眼球震颤减轻，外转位眼球震颤加重。

【治疗】

1. 中医治疗

（1）辨证论治

1）肝肾不足证：目珠偏向内侧，能近怯远，视物模糊。舌淡红，苔薄白，脉弱或缓。

治法：补益肝肾。

方药：杞菊地黄丸加减。

若气虚体弱者,加党参、黄芪、黄精以益气养阴;若伴能近怯远者,加何首乌、龙眼肉、肉苁蓉。

2)经络挛滞证:小儿长期仰卧,或长期逼近视物,或偏视灯光及亮处,眼珠逐渐向内偏斜。全身及舌脉无异常。

治法:舒筋通络。

方药:正容汤加减。

亦可酌加当归、白芍、鸡血藤等养血通络。

3)风热上攻证:发热惊风后,目突然偏视,视一为二,或视物昏花,甚至步履不稳。舌红,苔薄白,脉数。

治法:祛风通络,平肝息风。

方药:正容汤加减。

亦可酌加天麻、钩藤息风通络,加天冬、麦冬养阴清热。

(2)其他疗法:针刺治疗。常用穴位有睛明、瞳子髎、承泣、太阳、攒竹、地仓、风池、合谷、足三里。

2. 西医治疗 治疗先天性内斜视首先应防止弱视发生,其次是矫正眼位,使视远、视近的斜视度减少并接近正位,至少能取得知觉性融合。完全调节性内斜视的治疗关键在间歇性内斜视期佩戴充分矫正的眼镜,防止形成恒定性内斜视及弱视的产生。治疗部分调节性内斜视,早期应在训练治疗后行手术治疗。非调节性内斜视的治疗主要是矫正屈光不正及手术治疗为主。

先天性内斜视原则上尽可能早手术,一般主张 1.5～2 岁以前手术,可争取获得性周边融合。手术宜欠矫。术式以双眼内直肌后徙为主。对部分调节性内斜视残余内斜视手术的治疗,手术量一般按戴镜后残余看远斜视角度设计内斜视矫正术。

【预防调护】

(1)避免婴幼儿逼近视物,仰卧时避免经常侧视光亮处,以免日久形成斜视。患儿宜早期进行散瞳验光。

(2)加强营养,增强体质,坚持治疗。

麻痹性斜视（风牵偏视）

【定义】

麻痹性斜视指由于神经核、神经或眼外肌本身器质性病变使单条或多条眼外肌完全或部分麻痹而引起的眼球向麻痹肌作用相反的方向偏位，分为先天性与后天性两种。以中老年患者居多，发病骤急。眼球运动受限而呈斜视，患者有复视、眩晕、恶心或步态不稳等症状。

本病属于中医学的"风牵偏视"，又称目偏视、横目斜视。

【诊断要点】

1. 临床表现　突然发病，双眼复视，常伴有视物模糊、眩晕、恶心、步态不稳等。

2. 眼科检查

（1）眼位偏斜：麻痹程度较轻者，可以出现第一眼位正，仅在遮盖试验时有隐斜。程度较重时出现眼位偏斜，偏向麻痹肌作用方向的对侧。

（2）代偿头位：头向麻痹肌作用方向偏斜，用头位回避麻痹肌的作用，以维持双眼单视。

（3）运动受限：轻微的麻痹不宜察觉。麻痹程度较重时，眼球向麻痹肌作用方向运动受限。外展肌群麻痹时，眼位向鼻侧偏斜，产生同侧复视；内转肌群麻痹时，眼位向颞侧偏斜，产生交叉性复视。

（4）第二斜视角大于第一斜视角。健眼注视目标，斜视眼的偏斜度称为第一斜视角；斜视眼注视目标，健眼的偏斜度称为第二斜视角。

3. 特殊检查

(1) 常伴有血脂高、血黏度高或血糖增高等。

(2) 行 CT 或 MRI 检查可排除眼眶骨折、颅脑出血、颅内肿瘤、鼻咽部肿瘤等。

(3) 角膜映光法、棱镜片、弧形视野仪、同视机等测量斜视度。

【鉴别诊断】

1. 先天性斜颈　先天性斜颈有产伤史,出生后发现颈部胸锁乳突肌呈索条状,头向患侧倾斜。需与先天性上斜肌麻痹鉴别,先天性上斜肌麻痹表现为垂直斜视,眼球内转时上转明显,颈部肌肉松软。

2. 对侧上直肌麻痹　上直肌麻痹时患眼下斜,眼球向外上转受限,头向患侧倾斜,Bielschowsky 头位倾斜试验阴性。

3. Duane 眼球后退综合征　Duane 眼球后退综合征以眼球内转时眼球后退、睑裂变窄为特征的眼肌疾病。先天性,第一眼位可以是正位,有代偿头位。

4. 眼眶肿瘤　肿瘤或炎性假瘤引起眼球突出和眼球运动受限,可行 CT 或 MRI 检查。

5. 甲状腺相关性免疫眼眶病　甲状腺相关性免疫眼眶病需查有或无甲状腺功能亢进病史,单眼或双眼突出,上睑退缩和迟落,结膜充血,眼外肌肥大,最常受累的是下直肌和内直肌,常引起眼位偏斜和眼球上、外转受限。患者常有复视。

6. 重症肌无力　重症肌无力可累及提上睑肌和所有眼外肌,根据受累肌肉可有上睑下垂和不同方向眼球运动受限。常在晨起较轻,下午加重,休息后减轻。新斯的明试验阳性。

【治疗】

1. 中医治疗

(1) 辨证论治

1) 风邪中络证:发病急骤,目珠猝然偏斜,转动失灵,视一为

187

二,起病多有恶寒发热,头痛。舌淡红,苔薄白,脉浮。

治法:祛风通络,扶正祛邪。

方药:小续命汤加减。

若风热为患,去生姜、附子、桂枝,加生石膏、生地黄、桑枝等疏风清热通络。

2) 风痰阻络证:骤然视一为二,目珠偏斜,转动失灵,兼胸闷呕恶,纳差。舌淡,苔白腻,脉滑。

治法:健脾利湿,豁痰通络。

方药:六君子汤合正容汤加减。

若头痛甚者,加菊花、川芎。

3) 脉络瘀阻证:头部外伤或眼部直接受伤后,目珠偏视,视一为二。舌质黯或有瘀斑,脉细或如常。

治法:活血行气,化瘀通络。

方药:桃仁四物汤合牵正散加减。

若疼痛甚者,加乳香、没药、五灵脂、郁金,后期可加黄芪、党参以益气扶正。

4) 阳亢风动证:多为年老体衰之人,平素常有头晕头痛,耳鸣眼花,手足心热,夜寐不安,腰膝酸软,突然目珠偏斜,转动不灵,视一为二。舌红,苔黄,脉弦。

治法:平肝潜阳,息风通络。

方药:天麻钩藤饮合六味地黄丸加减。

若眼干涩加北沙参、旱莲草、女贞子等。

(2) 其他疗法

1) 针灸治疗:以取三阳经穴为主,局部及远端取穴配合,每次选2~4个穴。常用穴:天柱、完骨、风池、睛明、瞳子髎、承泣、四白、丝竹空、太阳、合谷、足三里、太冲等。

2) 推拿治疗:推拿眼周及全身腧穴,促进血液循环,经络疏通,促进眼肌收缩功能的恢复。

3) 脉冲理疗:刺激麻痹眼外肌,促进血液循环,防止或减少肌肉萎缩。

2. 西医治疗　应首先明确诊断,针对病因治疗。

(1) 神经营养治疗：肌内注射维生素 B_1 100 mg、维生素 B_{12} 500 mg,每日各 1 支,10 日为 1 个疗程；口服或静脉滴注肌酐、三磷腺苷、辅酶 Q 等；胞二磷胆碱 500 mg 加入 250 mL 5‰葡萄糖液静脉滴注,每日 1 次,10～14 日为 1 个疗程。

(2) 糖皮质激素治疗：针对炎症等,可用地塞米松注射液 10～15 mg,加 250 mL 5‰葡萄糖液静脉滴注,疗程 10～15 日,逐渐减量。

(3) 经过 6～8 个月的保守治疗无效,可行手术治疗。

【预防调护】

(1) 本病病程一般较长,患者需要耐心调治。

(2) 可遮盖患眼以消除复视。

(3) 慎起居,避风寒,以避免或减少本病发生。

(4) 忌食肥甘厚味,以免助湿生痰。

Graves 眼病（鹘眼凝睛）

【定义】

甲状腺相关眼病（TAO）是成人眼球突出最常见的原因。患者可表现为甲状腺功能亢进、甲状腺功能低下及甲状腺功能正常。在甲状腺功能亢进患者中 40％～75％ 发生眼球突出，多为中青年女性。甲状腺功能正常而出现突眼时，称为眼型 Graves 病。本病以眼球突出、眼睑退缩和上睑迟落为主要临床特征。病变主要损害提上睑肌和眼外肌。病理改变为眼外肌水肿、慢性炎性细胞浸润，变性、肥大及纤维化。

本病属于中医学"鹘眼凝睛"，又称鹘眼凝睛外障、鱼睛不夜。

【诊断要点】

1. 临床表现　可有眼痒、刺激感、畏光、流泪、复视、视力下降等，常发生在眼部体征之后，也可同时出现。全身症状可见怕热，多汗，体重下降，烦躁，易怒，失眠，心动过速，心律不齐，食欲增加，有时腹痛、便秘交替出现等。

2. 眼科检查

（1）上睑迟落，瞬目反射减少。

（2）单侧或双侧眼球突出，多为轻度或中度，眼睑退缩，眼球运动障碍，凝视状。

（3）球结膜可充血、水肿。

（4）眼压可升高，有时发生高眶压。

（5）肌肉压迫视神经，可引起视乳头水肿。

（6）上方角膜缘和部分巩膜暴露，眼闭合不全，继发暴露性角膜炎,严重者发生角膜溃疡。

3. 辅助检查

（1）甲状腺功能特殊检查：多数甲状腺功能亢进患者的血清总 T3、T4 和游离 T3 水平升高,放射性碘摄入增加,伴高峰提前。

（2）CT、MRI 和超声检查：显示一条或多条眼外肌肥大,但肌腱及眼球壁不受累。早期出现水肿,细胞浸润,晚期发生变性及纤维化,限制眼球运动。

【鉴别诊断】

1. 眼眶肿瘤　眼眶肿瘤主要表现为单眼突出,双眼突出不对称程度明显超过甲状腺相关眼病,突出的方向总与病变部位相反,不伴有眼睑退缩和滞后。

2. 眼眶炎性假瘤　眼眶炎性假瘤呈多急性发病,眶深部疼痛显著,眼球向前突出,伴眼睑红肿、上睑下垂。CT 扫描有助于诊断。

【治疗】

1. 中医治疗

（1）辨证论治

1）热郁痰凝证：眼球逐渐突出,转动失灵,眼睑闭合不全,伴情志不舒,急躁易怒,心悸失眠。舌质黯红,舌苔薄腻,脉弦数或弦滑。

治法：清热解郁,化痰散结。

方药：丹栀逍遥散加减。

若气郁化火者,加夏枯草、青皮、草决明清解肝经郁火;若两手震颤者,加石决明、钩藤、僵蚕以平肝息风;还可加浙贝母、玄参、牡蛎、半夏加强化痰散结之功。

2）热毒壅滞证：眼球突出显著,凝滞不动,球结膜充血水肿,或伴有角膜溃疡,面赤身热。舌红苔黄,脉弦数。

治法：清热解毒,散瘀通络。

方药：泻脑汤加减。

亦可加赤芍、红花、夏枯草加强化瘀通络散结之功。

3) 阴虚阳亢证：眼球突出，凝视不动，球结膜充血，伴头晕耳鸣，心烦心悸。舌红，少苔，脉细数。

治法：滋阴潜阳，化瘀散结。

方药：一贯煎加减。

若热象明显者，加知母、黄柏清热降火；若心烦失眠者加莲子心、酸枣仁、夜交藤清心安神，加海藻、昆布、夏枯草、三棱、莪术软坚散结。

（2）其他疗法

1) 针灸治疗：选择风池、天柱、百会、阳白、外关、内关、合谷、行间、太冲等穴，每次选 2～4 个穴，交替轮取，泻法为主，每日 1 次。选用内迎香、太阳、上星、合谷等穴及上睑，点刺放血，以开郁导滞。

2) 湿热敷治疗：用桑叶、荆芥、防风、菊花、大青叶、当归、赤芍水煎，过滤取汁作眼部湿热敷。

3) 眼膏治疗：以防暴露性角结膜炎

2. 西医治疗

（1）在专科医生的指导下治疗甲状腺疾病。

（2）对于初发期和活动期患者可放射治疗，以消除组织水肿，减轻压迫性视神经病变。

（3）全身应用糖皮质激素能有效减轻眼眶急性炎症引起的突眼和眼外肌运动障碍，改善视力，促进结膜充血水肿消退。

（4）可行眼睑手术、眼肌手术和眶减压术，目的在于消除或减轻眼睑退缩、滞后、眼球突出和眼球运动障碍。

【预防调护】

（1）抬高头位以减轻眶周水肿和眼部不适。

（2）通过佩戴墨镜和使用人工泪液以减轻畏光，缓解异物感。

（3）调理情志，保持心情舒畅，合理饮食，定期随访。

第四章

外 伤 眼 病

第四章

角结膜异物（异物入目）

【定义】

角结膜异物指沙尘、金属碎屑等异物进入眼内，黏附或嵌顿于角结膜组织的眼病。根据异物性质可分为金属异物和非金属异物两大类。

本病属于中医学"异物入目"范畴，又名眯目、眯目飞扬。

【诊断要点】

1. 临床表现　表现为异物感、刺痛、流泪、眼睑痉挛等刺激症状。异物黏附于结膜组织者症状相对较轻；异物黏附或嵌入角膜者刺激症状明显。

2. 眼科检查

（1）眼睑异物检查：多见于爆炸伤，可使上、下眼睑布满细小火药渣、尘土和沙石，较大者可用镊子夹出。

（2）结膜异物检查：常见的有灰尘、煤屑等，多隐藏在睑板下沟、穹窿部及半月皱襞。

（3）角膜异物检查：最为常见，金属性异物如铁屑、钢末；非金属性异物如煤屑、谷粒、麦芒等。

较细小的角膜异物需用裂隙灯仔细检查。铁质异物可形成锈斑。植物性异物容易引起真菌感染。异物较深可引起前房反应。

【鉴别诊断】

1. 眼内异物　两者均为异物入眼，而眼内异物是严重危害视力的一类眼外伤，常有穿通伤的体征，发现伤口是诊断的重要依据，可用 X 线、B 超、CT 等进行异物检查。

2. 眼表炎症　两者都可表现为异物感、刺痛、流泪、眼睑痉挛等刺激症状。可通过询问病史,仔细检查加以区分。

【治疗】

1. 中医治疗

(1) 辨证论治

1) 睛伤邪侵证:角膜骤生星翳,畏光流泪,睫状体充血,目痛难睁,多见于角膜异物剔除术后。舌脉无异常。

治法:疏风清热解毒。

方药:石决明散加减。

若大便稀溏者,去大黄;若毒邪较重者,加蒲公英、野菊花以加强清热解毒之力。

(2) 其他疗法:对于结膜异物或角膜浅层异物,可在表面麻醉剂滴眼后,用盐水湿棉签拭去或结膜囊冲洗。对于异物刺入角膜前弹力层或基质浅层时,可用无菌注射针头剔除。如有锈斑,尽量一次刮除干净。若为角膜深层异物,应在显微镜下仔细暴露异物并予消除。

2. 西医治疗　异物剔除后,用抗生素滴眼液或眼膏点眼。

【预防调护】

(1) 异物入目概率较多的场合,须戴防护眼镜。

(2) 若有异物入目,需及时正确处理,切勿乱加揉擦和随意挑拨,以免加重症情或变生他症。

(3) 避免滥用抗生素、激素及免疫抑制剂。

眼球钝挫伤（撞击伤目）

【定义】

眼球钝挫伤指机械性钝力引起的眼部损伤，占眼外伤的1/3以上。临床表现和预后与钝力的大小、受伤的部位等因素有关。本节讨论钝力撞击但无穿破伤口的眼病，即机械性非穿通性眼外伤。

本病属于中医学"撞击伤目"范畴，又称被物撞打、震胞瘀痛、惊震外障、触伤其气等。

【诊断要点】

1. 临床表现　伤及眼睑、结膜时，轻者微感胀痛，重者疼痛难睁；伤及角膜时，则畏光流泪，视力下降，且有刺痛感；伤及晶状体、玻璃体、视网膜、视神经则视力下降，甚至无光感；伤及眼眶则伤处及头部疼痛；伤及眼外肌可见复视、头晕等症。

2. 眼科检查

（1）眼睑挫伤：眼睑皮肤薄而松弛，血循环丰富，易造成眼睑水肿、出血、血肿，重者合并眶骨骨折、皮下气肿、眼睑裂伤、泪小管断裂等。

（2）结膜挫伤：表现为结膜出血和水肿，重者撕裂。

（3）角膜挫伤：可引起角膜上皮擦伤、角膜基质水肿、角膜内皮混浊，伴有睫状充血，若伴有感染则角膜溃疡。

（4）虹膜睫状体挫伤：可引起虹膜与瞳孔异常，表现为因虹膜瞳孔缘及瞳孔括约肌断裂，出现不规则裂口，或虹膜基质纵形裂口；虹膜根部离断，虹膜根部有半月形缺损，瞳孔呈"D"字形，可出现单眼复视。若整个虹膜完全离断,称外伤性无虹膜;瞳孔括约肌受损,表现为外伤性瞳孔扩大,多为中度,瞳孔不圆,光反射迟钝;睫状肌或支配神经受损时,可伴有调节麻痹,近视力障碍。虹膜及睫状体血管破裂时见前房积血,引起继发性青光眼及角膜血染,此时角膜呈棕红色,角膜中央盘状混浊,日久呈黄白色,不易消退。另外常因睫状体分离引起外伤性低眼压,表现为前房变浅、视盘水肿等。

(5) 晶状体损伤:外伤致晶状体悬韧带断裂,晶状体部分脱位或全脱位,表现为虹膜震颤,瞳孔区晶状体倾斜或见部分晶状体。若晶状体嵌顿于瞳孔区,可引起急性继发性青光眼。如出现外伤性白内障,其形态表现多样化。

(6) 玻璃体损伤:玻璃体混浊、积血,可表现为视力下降、视物模糊。

(7) 视网膜脉络膜损伤:视网膜震荡表现为后极部视网膜一过性水肿、视网膜变白、视力下降,也可出现视网膜脱离,高度近视者易于发生。还可见脉络膜裂伤,表现在后极部视盘与黄斑之间,呈弧形,凹面朝向视乳头,周围绕以黑色色素,宽 1/3～1/2 PD,周围有黑色的脉络膜出血,晚期呈白色瘢痕,可产生新生血管,影响视力,预后差。

(8) 视神经挫伤:视力下降,瞳孔散大,直接光反射迟钝或消失,间接光反射存在。

3. 辅助检查

(1) 超声生物显微镜(UBM)检查:有助于了解虹膜、睫状体与前房角的损伤情况。

(2) 眼部 B 超检查:了解玻璃体、视网膜情况。

(3) X 线或 CT 检查:排除眶骨及颅骨骨折。

【鉴别诊断】

需与眼球穿孔伤相鉴别。两者均为外伤眼病,穿通伤多由锐器的刺入、切割造成眼球壁的全层裂开,但如眼球钝挫伤来势凶猛,则在眼部损伤的同时也可伴有裂伤。关键在于穿透伤口,故须仔细检查加以确诊。

【治疗】

1. 中医治疗

(1) 辨证论治

1) 撞击伤络证:眼睑青紫肿胀,重坠难睁;或眶内瘀血,眼球突出;或结膜下出血,色似胭脂;或前房积血,视力障碍;或眼底出血,视力剧降,甚则暴盲。舌质紫黯,脉涩。

治法:止血为先,活血为后。

方药:先用生蒲黄汤加减;无继续出血时,改用祛瘀汤加减。

若出血之初,出血较重而不易止者,可去生蒲黄汤中的川芎、郁金,加藕节、仙鹤草、白茅根、血余炭、侧柏叶等以助止血之功。无继续出血时,若目中瘀血较多者,可在祛瘀汤中加生三七、三棱、莪术、川牛膝、枳壳等行气破血消瘀之品;若有化瘀倾向,大便秘结者,加大黄,既可泻下攻积,清热解毒,又兼活血祛瘀之功。

2) 气滞血瘀证:外伤后自觉视物模糊不清,甚或视物不见,或眼胀欲脱,头痛如劈,前房积血,日久不散,角膜泛黄,眼硬如石,或晶状体混浊,或视网膜水肿等,兼见恶心呕吐等。舌质紫黯或有瘀斑,脉涩。

治法:行气活血,化瘀止痛。

方药:血府逐瘀汤加减。

若视网膜水肿,加泽泻、车前子、茯苓、猪苓等利水消肿;若疼痛甚者,可加乳香、没药等以活血止痛;若前房积血,日久难消,又出现眼胀头痛、眼硬如石等症状者,则可中西医结合治疗。本病后期应酌情使用补益肝肾之剂,以恢复功能,提高视力。

3) 风热侵袭证:角膜撞击生翳,畏光流泪,眼球刺痛,睫状充血,或混合充血。舌质红,苔薄黄,脉浮数。

治法:疏风清热。

方药:除风益损汤加味。

亦可加红花、赤芍以增强凉血退赤之力;或加木贼、蝉蜕、谷精草、密蒙花等疏风清热,明目退翳之品。若出现风热之邪引动肝火,肝火炽盛之候,加栀子、石决明、草决明、黄芩、柴胡等清肝泻火,平肝明目之药。

(2)其他疗法

1)针刺治疗:若角膜撞击生翳,眼球刺痛剧烈者,可配合针刺止痛。取穴四白、太阳、合谷、承泣、睛明等。

2)中成药治疗:根据临床证型可选用丹红化瘀口服液、复方血栓通胶囊等口服;亦可选血栓通注射液静脉滴注。

2.西医治疗

(1)眼睑出血宜先冷敷,2日后热敷,重者运用止血药。眼睑气肿需加压包扎,勿擤鼻涕,以抗生素防止继发感染。眼睑裂伤,需仔细分层缝合,防止畸形,并抗感染治疗。泪小管断裂,行泪小管吻合术。

(2)结膜撕裂超过3 mm时,可缝合。

(3)角膜挫伤:用抗生素冲洗结膜囊后,涂眼膏包扎。

(4)外伤性虹膜炎的处理按急性虹膜睫状体炎治疗;外伤性瞳孔散大、光反应迟钝或消失、调节障碍者,无特殊处理方法。瞳孔括约肌撕裂及虹膜根部离断者,后期可行手术治疗。

(5)前房积血的处理:患者需半卧位休息,双眼包扎,运用止血药,有继发青光眼者可降低眼压。若出血量>1/2前房高度,眼压高,且时间长时,应考虑手术治疗,冲洗前房积血,防止角膜血染,瞳孔不扩不缩,必要时使用激素。

(6)晶状体部分脱位、外伤性白内障引起视力障碍者,可择期手术治疗;晶状体脱入前房者,应尽快手术摘除;脱位位于玻璃体腔者,应行玻璃体手术以摘除晶状体。

(7)玻璃体积血时,可应用止血药,同时处理其他伴随疾病。

(8)视网膜震荡时,可应用血管扩张剂、糖皮质激素和营养视网膜的药物。视网膜脱离时,按视网膜脱离处理。

（9）视神经挫伤时，可应用血管扩张剂、糖皮质激素和神经营养药物。

【预防调护】

（1）在工厂及其他劳动场所，要制定安全防护措施，以杜绝外伤事故发生。

（2）加强宣传教育，预防儿童眼外伤发生。

眼球穿孔伤(真睛破损)

【定义】

眼球穿孔伤指由于锐器的刺入、切割造成眼球壁的全层裂开,有或无眼内损伤或组织脱出,可伴有眼内异物,甚至可影响健眼。

本病属于中医学"真睛破损"范畴,又称物损真睛。

【诊断要点】

1. 临床表现　伤眼都有疼痛,甚至剧烈而牵引头部,畏光流泪,眼睑难睁,视力下降甚至骤降;若感伤健眼,则健眼亦出现畏光流泪、头目疼痛、视力下降等。

2. 眼科检查

(1) 眼球有穿孔伤口,按伤口的部位,可分为三类。

1) 角膜穿孔伤:较常见。伤口小者,可自行闭合;伤口较大时,常伴虹膜嵌顿、瞳孔变形、前房变浅,晶状体破裂及白内障或眼后段损伤。

2) 角巩膜穿孔伤:伤口累及角膜和巩膜,可引起虹膜、睫状体损伤和玻璃体脱出、眼内出血等。

3) 巩膜穿孔伤:小的伤口易被忽略,而大的伤口常引起脉络膜、玻璃体和视网膜损伤及出血。

(2) 并发症

1) 外伤性眼内炎:眼外伤严重的并发症。常见病原体有金黄色葡萄球菌、绿脓杆菌、大肠杆菌等。眼内炎发展快,眼痛、头痛剧烈,刺激症状明显,视力严重下降,甚至无光感。球结膜高度水肿、充血,角膜混浊,前房纤维蛋白炎症或积脓,玻璃体雪球样混浊或脓肿形成。严重时可致角巩膜坏死及穿孔,甚至眶蜂窝织炎。

2)交感性眼炎:指一眼遭受开放性眼球外伤或内眼手术后发生的双侧肉芽肿性葡萄膜炎。一般发病隐匿,以全葡萄膜炎多见。表现为受伤眼的葡萄膜炎症状持续不退,并逐渐加重,出现角膜后沉着物,瞳孔缘可有小珍珠样灰白色结节。经过一定的潜伏期,另一眼突然出现类似的葡萄膜炎,视力急剧下降。眼底可出现黄白色点状渗出,多位于周边部。交感性眼炎病程长,反复发作,晚期由于视网膜色素上皮的广泛萎缩,整个眼底呈红色外观。常发生:破口在角巩膜交界处,创口嵌有葡萄膜;创口长期愈合不良,症状持续反复;眼内异物留存。

3)外伤性增生性玻璃体视网膜病变:是由外伤引起眼内组织过度修复反应、纤维组织增生所致,常引起牵拉性视网膜脱离,可适时行玻璃体手术。

2.辅助检查

(1)影像学检查:若考虑有眼内异物,应作眼部 X 线或超声检查,必要时行 MRI 检查,以明确异物属性和部位。

(2)血常规检查:可见白细胞总数及中性粒细胞比例增高。

【鉴别诊断】

需与眼球钝挫伤相鉴别。两者均为外伤眼病,眼球钝挫伤为眼部受钝力撞击,但无穿破伤口的眼病,而眼球穿孔伤是有穿透伤口的眼病。

【治疗】

1.中医治疗

(1)辨证论治

1)气滞血瘀证:视力剧降,眼球刺痛或胀痛,结膜或角膜破裂或结膜下出血,前房或玻璃体积血。舌质紫黯或有瘀斑,脉涩。

治法:行气活血,化瘀止痛。

方药:桃红四物汤加味。

若初伤之时,眼底出血或玻璃体积血者,加旱莲草、生蒲黄、茜草、侧柏叶等以助凉血止血之力;若待出血停止后,加丹参、郁金、牡丹皮、生三七、枳壳等以增强行气消瘀之力;若痛剧者,可加入没药、乳香之类以化瘀止痛。

2) 脓毒侵袭证:伤后出现目珠疼痛难忍,畏光流泪,视力剧降,眼睑红肿,结膜充血,结膜下出血,结膜或角膜破裂,球内组织脱出,创口污秽浮肿,前房积脓。舌红,苔黄,脉数。

治法:清热解毒,活血化瘀。

方药:经效散(犀角常用水牛角代替)加减。

若出现前房积脓,大便秘结者,加芒硝、木通、车前草,使二便通利,邪热下泄。若剧痛者,加入没药、乳香以化瘀止痛。

3) 伤感健眼:伤眼红赤疼痛反复发作,日久不愈,健眼复又视力急剧下降,眼前似有阴影飘浮,或视物变形,角膜后壁有沉着物,瞳孔缩小或干缺,视盘充血、水肿,视网膜上有黄白色渗出、水肿。舌红,苔黄,脉弦数或弦滑数。

治法:清热泻火,凉血解毒。

方药:泻脑汤加减。

若无瞳神紧小、抱轮红赤,而以神膏混浊为主者,加丹参、郁金、泽兰、牛膝以增强凉血行滞之功;若大便秘者,去元明粉、大黄,加生石膏、知母、大青叶以清气分之火;若口苦咽干,头目疼痛较甚者,加石决明、夏枯草、青葙子以清肝泻火;若眼底视盘充血及视网膜水肿渗出较甚者,加牡丹皮、赤芍、丹参以凉血散瘀,活血通络。

(2) 其他疗法:清创缝合后根据伤情给予针灸等治疗。

2. 西医治疗

(1) 3 mm 以下的伤口,对合良好,前房存在,可不缝合,滴抗生素滴眼液,包扎伤眼。3 mm 以上的伤口,需缝合,恢复前房。脱出的虹膜、晶状体、玻璃体原则上应剪除,但若在 24 h 内,虹膜表面干净,可用抗生素冲洗后将虹膜送回前房。葡萄膜组织的处理同上。在缝合锯齿缘后方的巩膜裂口后,宜在巩膜伤口两侧做电凝或冷凝,以防止视网膜脱离。若晶状体混浊破裂时,可一并切除。

局限性白内障可暂不处理。对复杂病例,多采用二步手术,初期缝合伤口,1~2周内再行内眼手术。

(2) 术后全身及局部使用抗生素和糖皮质激素,并用散瞳药。

(3) 常规注射破伤风抗毒素。

(4) 根据影像学检查定位,手术取出异物。

(5) 预防交感性眼炎,及时取出异物,注意睫状体区伤口的处理,参照"葡萄膜炎"。

(6) 发生眼内炎时,应密切观察病情。玻璃体腔注药应为首选给药方式,注药前应抽取房水及玻璃体进行病原体检查和药敏试验。不能控制病情者,应尽早行玻璃体切割术。

【预防调护】

(1) 预防为主。

(2) 出现外伤,及时就医。

(3) 饮食清淡,保持大便通畅,有利于伤情愈合。

酸碱化学伤(酸碱入目)

【定义】

酸碱化学伤指由化学物品的溶液、粉尘或气体接触眼部所致的损伤,多发生在化工厂、实验室或施工场所。眼化学伤的严重程度与化学物质的种类、浓度、剂量、作用方式、受伤部位、接触时间、接触面积、化学物质的温度、压力、治疗是否合理及时等有关。

本病属于中医学"酸碱入目"范畴。

【诊断要点】

1. 临床表现 轻者仅感眼部灼热刺痛,畏光流泪;重者伤眼剧烈疼痛,畏光难睁,热泪如泉,视力急剧下降。

2. 眼科检查 根据酸碱烧伤后的组织反应,可分为轻、中、重三种不同程度的烧伤。

(1)轻度:弱酸或稀释的弱碱可引起眼睑与结膜轻度充血与水肿,角膜上皮有点状脱落或水肿,恢复后视力多不受影响。

(2)中度:由强酸或稀释的碱引起。眼睑皮肤可起水疱或糜烂,结膜水肿,角膜明显混浊、水肿,治愈后可遗留角膜斑翳,影响视力。

(3)重度:多为强碱引起。结膜出现广泛的缺血性坏死,呈灰白色混浊;角膜全层灰白色或瓷白色,出现角膜溃疡或穿孔,可引起葡萄膜炎、继发性青光眼和白内障等。愈合后可形成睑球粘连、角膜白斑、新生血管、假性胬肉等,最终引起视功能或眼球的丧失。此外,眼睑烧伤还可引起眼睑畸形、溢泪等。

【鉴别诊断】

1. 酸性损伤 酸性损伤的创面边界清楚且浅,可不扩大加深,坏死组织容易分离脱落,眼内组织反应较小而轻。

2. **碱性损伤** 碱性损伤的创面边界不清且较深,易扩大加深,坏死组织不易分离,眼内组织反应重,易引起瞳神紧小、晶珠混浊、绿风内障等。

【治疗】

1. 中医治疗

（1）辨证论治

1）热邪侵目证:眼部灼热刺痛,畏光流泪,视物模糊,眼睑难睁,结膜混合充血,角膜生翳,或瞳孔缩小,有酸（碱）性物质附于眼球表面。舌红,脉数。

治法:平肝清热,明目退翳。

方药:石决明散加减。

若平素脾胃虚寒者,去大黄、草决明;若目赤甚者,加生地黄、牡丹皮、茺蔚子等凉血活血之品。

2）阴亏翳留证:伤已初愈,仍自觉视物昏朦,目中干涩,畏光不适,结膜红肿消退,或结膜仍留少许赤脉细丝,角膜留下形状不一的翳障,兼口渴便秘。舌质红,苔薄少津,脉细数。

治法:养阴退翳明目。

方药:消翳汤加减。

若口渴明显者,可酌去防风、荆芥、柴胡疏风发散之品,加天花粉、葛根、石斛以增强养阴生津之力;若大便干燥,加火麻仁润肠通便;若阴虚夹湿热者,可选用甘露饮加密蒙花、谷精草、木贼、草决明等明目退翳之品。

（2）其他疗法:争分夺秒地在现场彻底冲洗受伤眼部,可就地取材,用大量清水或其他水源反复冲洗,冲洗时应翻转眼睑,转动眼球,暴露穹窿部,将结膜囊内的化学物质彻底洗出。

2. 西医治疗

（1）在急救冲洗后可进行中和冲洗,若酸性可用 2%～3% 碳酸氢钠液冲洗;碱性伤后用 3% 硼酸液进行冲洗;石灰烧伤可用

0.5%依他酸钠液冲洗。

(2) 创面清创处理：清除颗粒样物质及失活的眼表组织。换药时应用玻璃棒分离睑球粘连，或安放膈膜。

(3) 药物治疗：局部或联合全身应用抗生素控制感染，局部全身运用糖皮质激素。1%阿托品散瞳。可滴用自家血清和含细胞生长因子的药物，以促进愈合。为防止角膜穿孔，可局部滴用2.5%～5%半胱氨酸滴眼液等胶原酶抑制剂。维生素C对轻中度碱烧伤有益。

(4) 手术治疗：根据病情选择球结膜切开冲洗、前房穿刺术、结膜囊成形术、羊膜移植术、角膜移植术等。

【预防调护】

(1) 建立健全规章制度，加强防护措施。

(2) 出现眼部化学伤，立即就地冲洗伤眼，冲洗越迅速、彻底，预后越好。

(3) 注意眼部卫生，少食辛辣刺激性食物。

爆炸性眼外伤(爆炸伤目)

【定义】

爆炸性眼外伤指因爆炸引起眼部损伤的一类眼病。

本病属于中医学"爆炸伤目"范畴。

【诊断要点】

1. **临床表现** 眼部肿胀刺痛,异物感,畏光流泪,视物模糊或视力下降,严重者视力丧失。

2. **眼科检查** 爆炸伤中多数可查见眼睑、结膜、角膜异物存留,如火药残渣、泥土、石块等,严重者出现眼球破裂伤或穿孔伤,往往合并球内异物。检查眼部可见眼睑红肿或瘀肿破损,结膜混合充血或出血,角膜混浊,角膜异物;严重者可见角膜伤口较大,常伴有虹膜嵌顿、瞳孔变形、前房变浅,异物深入可造成虹膜、晶状体及眼后段组织损伤,引起前房积血、虹膜损伤、外伤性白内障等。若治疗不及时,伤后2~7日易并发外伤性眼内炎,表现为眼部刺激症状,视力骤降,甚至失明等。爆炸力大者还可引起眼眶骨折及颅骨、脑组织损伤,甚至危及生命。

3. **特殊检查** X线及CT检查可见异物存留于眼部或眼内。

【鉴别诊断】

有明确的爆炸伤史,有相应组织损伤的临床表现,一般诊断不难。

【治疗】

本病伤情复杂,辨证论治要区分受伤部位、轻重、时间,有无眼球破裂,球内有无异物存留,以及有无并发症等。

1. 中医治疗

(1) 热毒侵袭证：伤后即感眼球刺痛，睁眼困难，畏光流泪，视力下降。结膜充血或混合充血，角膜混浊，或结膜、角膜破裂，或虹膜嵌顿，口干口苦，烦躁易怒，小便黄赤。舌红，苔黄，脉数或弦数。

治法：除风益损，清热解毒。

方药：除风益损汤加减。

若红肿较甚者，加赤芍、牡丹皮、当归等凉血活血；若热毒明显者，加黄芩、大青叶、野菊花、蒲公英等清热解毒；若角膜混浊甚者，加木贼、青葙子、谷精草、草决明以清热平肝，明目退翳。

(2) 络伤出血证：视物下降甚至暴盲，眼球胀痛，眼睑青紫肿胀，结膜下出血，色似胭脂，或前房积血，甚则玻璃体积血，或眼底出血。舌质红，苔薄黄，脉弦。

治法：止血活血。

方药：始用生蒲黄汤加减，继之用血府逐瘀汤加减。

若初期出血严重者，可去郁金、川芎，加仙鹤草、血余炭、白茅根、侧柏炭、藕节炭等加强止血之功；若病程较久而瘀血较多者，可于血府逐瘀汤中加三棱、莪术、生三七等行血破气消瘀；若积滞明显者，加大黄通腑散结，活血祛瘀。

(3) 气滞血瘀证：视物模糊，甚或视物不见，眼胀或刺痛。角膜深层可见条纹状、片状混浊，或晶状体混浊，或前房积血，日久不散，致角膜泛黄，或视网膜水肿等。舌质紫黯或有瘀斑、瘀点，苔薄黄，脉沉涩或弦。

治法：行气活血，消瘀止痛。

方药：血府逐瘀汤加减。

若角膜混浊甚者，加石决明、青葙子、草决明等明目退翳，平肝清热；若疼痛明显者，加乳香、没药活血止痛；若前房积血，日久不消，出现眼胀欲脱者，则可中西医结合治疗。

2. 西医治疗

(1) 伤后尽快清洗伤口，较大的眼表异物可一次取出，多而小

210

的异物,表浅的可先剔除,深层角膜异物需在显微镜下取出,异物取出后检查角膜伤口闭合情况,必要时应予缝合。术后涂氧氟沙星眼膏包扎,频滴左氧氟沙星滴眼液等抗生素滴眼液,若出现前房炎性反应,用1%阿托品滴眼液或眼膏散瞳,每日2~3次。

(2) 眼球破裂伤或穿孔伤、眼内异物需要早期清创缝合,根据影像学检查定位,取出异物,切实密闭伤口,恢复眼压。必要时行二期手术修补眼球内层伤口,一般在外伤发生后1~3周内手术为宜。

(3) 若眼球破损非常严重,无光感者,为预防交感性眼炎,可考虑作眼球摘除术。

(4) 全身或局部应用抗生素和皮质类固醇以抗感染和减轻局部炎症反应。

(5) 凡有开放性伤口者应及时肌内注射破伤风抗毒素血清1 500 U,预防破伤风。

【预防调护】

爆炸性眼外伤重在预防,在从事爆破作业人员中,广泛宣传爆炸伤的危害性和预防方法,要求其遵守操作规程,杜绝隐患。增强自我保护意识,尤其是燃放烟花、爆竹,提高对意外事故的防范能力。

辐射性眼外伤(辐射伤目)

【定义】

辐射性眼外伤包括电磁波谱中各种射线造成的眼部损害,包括可见光、紫外线、红外线、微波、X线、γ射线、快速中子或质子束等。

本病属于中医学"辐射伤目"范畴。

【诊治要点】

1. **可见光损伤** 当看强烈日光时,光及短波红外线经过眼的屈光系统折射后,产生热和光化学作用引起黄斑损伤,如"日光性视网膜病变"即是由于观察日食方法不当造成的。可见光损伤对视力有不同程度的影响,临床表现为视力不同程度的下降、畏光、中心暗点。轻者眼底无明显改变;严重者可出现视物变形、头痛,眼底可见黄斑水肿,中心凹或旁中心凹出现小出血点或小裂孔。轻者视力通常可恢复或部分恢复,重度损伤将造成中心视力永久性损伤。宜对症治疗,重在预防,强光下应戴防护眼镜。

眼科检查仪器的强光源或手术显微镜也可引起视网膜光损伤。可见视野出现旁中心暗点,眼底检查见黄斑中心凹旁深层出现黄白色病灶,日久呈斑驳状,FFA显示荧光增强。激光的机械性、热和光化学作用均能引起视网膜炎症反应和瘢痕,应注意防护。

2. **紫外线损伤** 电焊、高原、雪地、沙漠及水面等反光照射眼部可造成紫外线损伤,又称为电光性眼炎或雪盲。紫外线被组织吸收,产生光化学作用,蛋白质凝固变性,角膜上皮坏死脱落。临床表现为照射后 3～12 小时出现刺痛、异物感、畏光、流泪及眼睑痉挛等症状,可见结膜混合充血水肿、角膜上皮点状脱落。治疗以 1% 丁卡因滴眼液止痛,但不宜多用,以免影响角膜上皮修复;涂氧氟沙星眼膏,防止发生感染。24 小时后症状减轻或痊愈。电焊工或辅助工在工作时必须戴防护面罩或防护镜预防。

3. 红外线损伤 玻璃加工和高温环境存在大量红外线,对眼组织可产生以热能为主的物理性损伤。临床表现类似轻度烧伤。短波红外线可被虹膜和晶状体吸收,造成白内障。本病应以预防为主,佩戴含氧化铁的特制防护眼镜。

附录

眼科有关正常值

1. 解剖生理部分

眼球:前后径 24 mm,垂直径 23 mm,水平径 23.5 mm。

眼内轴长(角膜内面~视网膜内面):22.12 mm,容积: 6.5 mL,重量:7 g。

突出度:12~14 mm,两眼相差不超过 2 mm。

角膜:横径 11.5~12 mm,垂直径 10.5~11 mm。厚度:中央部 0.5~0.55 mm,周边部 1 mm。

曲率半径:前面 7.8 mm,后面 6.8 mm。屈光力:前面+48.83D,后面-5.88D,总屈光力+43D。屈光指数 1.337。

角膜内皮细胞数:$2\,899\pm410/mm^2$。

角膜缘:宽 1.5~2 mm。

巩膜厚度:眼外肌附着处 0.3 mm,赤道部 0.4~0.6 mm,视神经周围 1.0 mm。

瞳孔:直径 2.5~4 mm(两眼差<0.25 mm)。瞳距:男 60.9 mm,女 58.3 mm。

睫状体:宽 6~7 mm。

脉络膜:平均厚度约 0.25 mm,脉络膜上腔间隙:10~35 μm。

视盘:直径 1.5 mm×1.75 mm。

黄斑:直径 2 mm,中心凹位于视乳头颞侧缘 3 mm,视盘中心水平线下 0.8 mm。

视网膜动静脉直径比例:动脉/静脉=2/3。

视神经:全长 40 mm(眼内段 1,框内段 25~30,管内段 4~9,

附录

颅内段 10)。

前房：中央深度 2.3～3 mm。

房水：容积 0.15～0.3 mL,前房 0.2 mL,后房 0.06 mL。比重 1.006,pH 7.5～7.6,屈光指数 1.333 6～1.336,生成速率 2～3 μL/min。

晶状体：直径 9 mm,厚度 4 mm,体积 0.2 mL。曲率半径：前面 10 mm,后面 6 mm。屈光指数 1.437。屈光力：前+7D,后面 +11.66D,总屈光力+19D。

玻璃体：容积 4.5 mL,屈光指数 1.336。

睑裂：平视时高 8 mm,上睑遮盖角膜 1～2 mm,长 26～30 mm。

睫毛：上睑 100～150 根,下睑 50～75 根,平视时倾斜度分别为 110°～130°、100°～120°,寿命 3～5 个月,拔除后 1 周生长 1～2 mm,10 周可达正常长度。

结膜：结膜囊深度(睑缘至穹隆部深处)上方 20 mm,下方 10 mm,穹隆结膜与角膜缘距离上下方均为 8～10 mm,颞侧 14 mm,鼻侧 7 mm。

泪小管：直径 0.5～0.8 mm,垂直部 1～2 mm,水平部 8 mm,直径可扩张 3 倍。

泪囊：长 10 mm,宽 3 mm,上 1/3 位于内眦韧带以上。

鼻泪管：全长 18 mm,下口位于下鼻甲前端之后 16 mm。

泪囊窝：长 17.86 mm,宽 8.01 mm。

泪腺：眶部 20 mm×11 mm×5 mm,重 0.75 g,睑部 15 mm× 7 mm×3 mm,重 0.2 g。

泪液：正常清醒状态下,每分钟分泌 0.9～2.2 μL,每滴泪液量 7～12 μL,比重 1.008,pH 7.35,屈光指数 1.336。

眼眶：深 40～50 mm,容积 25～28 mL。视神经孔直径：4～6 mm,视神经管长 4～9 mm。

直肌止点距角膜：内直肌 5.5 mm,下直肌 6.5 mm,外直肌 6.9 mm,上直肌 7.7 mm。

锯齿缘距角膜缘：7～8 mm。

赤道部距角膜缘：14.5 mm。

2. 检查部分

视力：≥1.0 或≥5.0(对数视力表)。

视野：用直径为 3 mm 的白色视标，检查周边视野，正常：颞侧90°，鼻侧 60°，上方 55°，下方 70°。用蓝、红、绿色视标检查，周边视野依次递减 10°左右。

生理盲点：呈长椭圆形，垂直径为 7.5°±2°，横径为 5.5°±2°，其中心在注视点外侧 15.5°，水平中线下 1.5°处。

泪膜破裂时间：平均 10～45 s，<10 s 为泪膜不稳定。

Schirmer 试验：平均 10～15 mm/5 min，<10 mm/5 min 为低分泌，<5 mm/5 min 为干眼。

眼压：平均值 10～21 mmHg，病理值>21 mmHg，双眼差异≤5 mmHg，24 小时波动范围≤8 mmHg。

房水流畅系数(C)：正常值 0.19～0.65 μL/(min·mmHg)，病理值≤0.12 μL/(min·mmHg)。

房水流量(F)：正常值 1.84±0.05 μL/min，>4.5 μL/min 为分泌过高。

压畅比(P/C)：正常值≤100，病理值≥120。

巩膜硬度(E)：正常值 0.021 5。

视盘杯/盘(C/D)比值：正常≤0.3，两眼相差≤0.2，C/D 比值≥0.6 为异常。

饮水试验：饮水前后相差，正常值≤5 mmHg，病理值≥8 mmHg。

暗室试验：试验前后眼压相差，正常值≤5 mmHg，病理值≥8 mmHg。

暗室加俯卧试验：试验前后眼压相差，正常值≤5 mmHg，病理值≥8 mmHg。

眼底荧光血管造影：臂-脉络膜循环时间平均 8.4 s。臂-视网膜循环时间平均 7～12 s。

盲与视力损伤的标准

眼科所定义的盲,并非仅仅指视力的完全丧失。世界卫生组织(WHO)1973年制定的视力损伤的分类、分级标准,已为大多数国家所接受。这一标准将盲和低视力分为5级(表4)。

表4 视力损伤的分类、分级标准(WHO,1973年)

类　别	级别	双眼中好眼最佳矫正视力	
		最佳视力低于	最低视力等于或优于
低视力	1	0.3	0.1
	2	0.1	0.05(指数/3 m)
盲	3	0.05	0.02(指数/1 m)
	4	0.02	光感(LP)
	5		无光感(NLP)

注:中心视力好,但视野小,以注视点为中心,视野半径<10°而>5°者,为3级盲,视野半径<5°者为四级盲。

方 剂 索 引

一　画

一贯煎(《续名医类案》)：北沙参、麦冬、当归、生地黄、枸杞子、川楝子。

二　画

八珍汤(《瑞竹堂经验方》)：人参、白术、茯苓、炙甘草、熟地黄、白芍、当归、川芎。

八味大发散(《眼科奇书》)：麻黄、藁本、蔓荆子、细辛、川芎、白芷、羌活、防风。

十全大补汤(《传信适用方》)：人参、白术、芍药、茯苓、黄芪、川芎、熟地黄、当归、肉桂、甘草。

二陈汤(《太平惠民和剂局方》)：半夏、橘红、茯苓、甘草。

二甲复脉汤(《温病条辨》)：炙甘草、干地黄、生白芍、麦冬、阿胶、麻仁、生牡蛎、生鳖甲。

人参养荣汤(《和剂局方》)：黄芪、当归、桂心、炙甘草、橘皮、白术、人参、白芍、熟地黄、五味子、茯苓、远志、生姜、大枣。

人参补胃汤(《原机启微》)：人参、黄芪、白芍、黄柏、蔓荆子、炙甘草。

三　画

大承气汤(《伤寒论》)：大黄、芒硝、枳实、厚朴。

附
录

千金苇茎汤(《备急千金要方》)：苇茎、薏苡仁、瓜瓣、桃仁。

三仁汤(《温病条辨》)：杏仁、滑石、白蔻仁、薏苡仁、厚朴、半夏、白通草、竹叶。

小柴胡汤(《伤寒论》)：柴胡、黄芩、人参、半夏、甘草、生姜、大枣。

四　画

丹栀逍遥散(《太平惠民和剂局方》)：当归、芍药、柴胡、茯苓、白术、甘草、生姜、薄荷、丹皮、栀子。

六味地黄丸(《小儿药证直诀》)：熟地黄、山药、山茱萸、丹皮、茯苓、泽泻。

五苓散(《伤寒论》)：白术、泽泻、猪苓、茯苓、桂枝。

天麻钩藤饮(《中医内科杂病证治新义》)：天麻、钩藤、石决明、栀子、黄芩、牛膝、杜仲、益母草、桑寄生、夜交藤、茯神。

止泪补肝散(《银海精微》)：蒺藜、当归、熟地黄、白芍、川草、木贼、防风、夏枯草。

五　画

白通汤(《伤寒论》)：葱白、干姜、附子。

白薇丸(《审视瑶函》)：白薇、石榴皮、防风、白蒺藜、羌活。

甘露消毒丹(《温热经纬》)：白蔻仁、藿香、茵陈、滑石、木通、石菖蒲、黄芩、连翘、贝母、射干、薄荷。

归芍地黄汤(《症因脉治》)：生地黄、归身、白芍药、枸杞子、丹皮、知母、人参、甘草、地骨皮。

归脾汤(《济生方》)：白术、当归、茯苓、黄芪、龙眼肉、远志、酸枣仁、木香、甘草、人参。

龙胆泻肝汤(《医方集解》)：栀子、黄芩、柴胡、生地黄、车前子、泽泻、木通、甘草、当归、龙胆草。

加味逍遥散(《内科摘要》)：当归、芍药、茯苓、白术、柴胡、丹皮、栀子、炙甘草。

加味修肝散（《银海精微》）：栀子、薄荷、羌活、荆芥、防风、麻黄、大黄、连翘、黄芩、当归、赤芍、菊花、木贼、桑螵蛸、白蒺藜、川芎、甘草。

加减地黄丸（《原机启微》）：生地黄、熟地黄、牛膝、当归、枳壳、杏仁、羌活、防风。

加减驻景丸（《银海精微》）：菟丝子、车前子、楮实子、枸杞子、五味子、熟地黄、当归、川椒。

生脉散（《医学启源》）：人参、麦冬、五味子。

圣愈汤（《脉因证治》）：熟地黄、白芍、川芎、人参、当归、黄芪。

生蒲黄汤（《中医眼科六经法要》）：生蒲黄、旱莲草、藕节、丹参、丹皮、生地黄、郁金、荆芥炭、栀子、川芎、甘草。

石决明散（《普济方》）：石决明、草决明、赤芍、青葙子、麦冬、羌活、栀子、木贼、大黄、荆芥。

石斛夜光丸（《审视瑶函》）：天冬、麦冬、生地黄、熟地黄、人参、山药、枸杞子、牛膝、石斛、草决明、杏仁、甘菊、菟丝子、羚羊角、肉苁蓉、五味子、防风、甘草、白蒺藜、黄连、枳壳、川芎、犀角、青葙子、茯苓。

四君子汤（《圣济总录》）：人参、白术、茯苓、甘草。

四顺清凉饮子（《审视瑶函》）：当归身、龙胆草、黄芩、桑皮、车前子、生地黄、赤芍、枳壳、甘草、熟大黄、防风、川芎、黄连、木贼、羌活、柴胡。

四妙勇安汤（《验方新编》）：当归、玄参、银花、甘草。

四逆散（《伤寒论》）：柴胡、芍药、枳实、甘草。

四苓散（《明医指掌》）：白术、茯苓、猪苓、泽泻。

四物五子丸（《审视瑶函》）：当归、川芎、地黄、白芍药、覆盆子、枸杞子、地肤子、菟丝子、车前子。

四物五子汤（《审视瑶函》）：生地黄、当归、白芍、川芎、菟丝子、枸杞子、五味子、覆盆子、车前子。

四物汤(《仙授理伤续断秘方》)：熟地黄、白芍、当归、川芎。

仙方活命饮(《校注妇人良方》)：白芷、贝母、防风、赤芍药、当归尾、甘草、皂角刺、穿山甲、天花粉、乳香、没药、金银花、陈皮。

右归丸(《景岳全书》)：熟地黄、附子、肉桂、山药、山茱萸、菟丝子、当归、杜仲、鹿角胶、枸杞子。

右归饮(《景岳全书》)：熟地黄、山药、山茱萸、枸杞子、炙甘草、杜仲、肉桂、制附子。

左归饮(《景岳全书》)：熟地黄、山药、枸杞子、炙甘草、茯苓、山茱萸。

玉屏风散(《医方类聚》)：黄芪、白术、防风。

正容汤(《审视瑶函》)：羌活、白附子、防风、秦艽、胆星、白僵蚕、半夏、木瓜、甘草、黄松节、生姜。

宁血汤(《中医眼科学》)：仙鹤草、旱莲草、生地黄、栀子炭、白芍、白蔹、侧柏叶、阿胶、白茅根、白及。

六　　画

导赤散(《小儿药证直诀》)：生地黄、木通、甘草梢、竹叶。

当归四逆汤(《伤寒论》)：芍药、桂枝、细辛、甘草、通草、当归、大枣。

六君子汤(《太平惠民和剂局方》)：陈皮、半夏、茯苓、甘草、人参、白术。

决明夜灵散(《原机启微》)：石决明、夜明砂、猪肝。

托里消毒散(《医宗金鉴》)：人参、川芎、白芍、黄芪、当归、白术、茯苓、银花、白芷、甘草、皂刺、桔梗。

血府逐瘀汤(《医林改错》)：桃仁、红花、当归、生地黄、川芎、赤芍、牛膝、桔梗、柴胡、枳壳、甘草。

竹叶泻经汤(《原机启微》)：柴胡、栀子、川羌活、升麻、炙甘草、黄连、茯苓、泽泻、赤芍、草决明、车前子、黄芩、大黄、青竹叶。

七　画

阿胶鸡子黄汤(《通俗伤寒论》)：阿胶、白芍、石决明、钩藤、生地黄、炙甘草、生牡蛎、络石藤、茯神、鸡子黄。

补肺阿胶散(《太平圣惠方》)：阿胶、薯蓣、人参、五味子、麦冬、干姜、杏仁、白术、桂心。

补肾磁石丸(《圣济总录》)：磁石、肉苁蓉、菟丝子、菊花、石决明。

补阳还五汤(《医林改错》)：黄芪、当归尾、赤芍、地龙、川芎、红花、桃仁。

补中益气汤(《内外伤辨惑论》)：黄芪、炙甘草、人参、升麻、柴胡、橘皮、当归身、白术。

还阴救苦汤(《原机启微》)：桔梗、连翘、红花、细辛、当归尾、炙甘草、苍术、龙胆草、羌活、升麻、柴胡、防风、藁本、黄连、生地黄、黄柏、黄芩、知母、川芎。

杞菊地黄丸(《医级》)：熟地黄、山药、山茱萸、丹皮、茯苓、泽泻、枸杞子、菊花。

羌活胜风汤(《原机启微》)：白术、枳壳、羌活、川芎、白芷、独活、防风、前胡、桔梗、薄荷、荆芥、甘草、柴胡、黄芩。

驱风散热饮子(《审视瑶函》)：连翘、牛蒡子、羌活、薄荷、大黄、赤芍药、防风、当归尾、甘草、山栀、川芎。

吴茱萸汤(《伤寒论》)：吴茱萸、人参、大枣、生姜。

抑阳酒连散(《原机启微》)：独活、生地黄、黄柏、汉防己、知母、蔓荆子、前胡、羌活、白芷、生甘草、防风、山栀、黄芩、寒水石、黄连。

防风通圣散(《宣明论方》)：防风、川芎、大黄、赤芍药、连翘、麻黄、芒硝、薄荷、当归、滑石、甘草、黑山栀、桔梗、石膏、荆芥、黄芩、生姜。

八　画

定志丸(《审视瑶函》)：党参、茯神、菖蒲、远志。

定志汤(《杏苑》)：菖蒲、茯神、当归、橘皮、远志、人参、炙甘草。

金匮肾气丸(《金匮要略》)：熟地黄、山药、山茱萸、丹皮、茯苓、泽泻、肉桂、附子。

泻白散(《小儿药证直诀》)：桑白皮、地骨皮、甘草、粳米。

泻肝散(《银海精微》)：当归尾、大黄、黄芩、知母、桔梗、茺蔚子、芒硝、车前子、防风、赤芍药、栀子、连翘、薄荷。

泻肺饮(《眼科纂要》)：石膏、赤芍、黄芩、桑白皮、枳壳、木通、连翘、荆芥、防风、栀子、白芷、羌活、甘草。

泻肺汤(《审视瑶函》)：桑白皮、黄芩、地骨皮、知母、麦冬、桔梗。

明目地黄丸(《审视瑶函》)：熟地黄、生地黄、山药、泽泻、山茱萸、牡丹皮、柴胡、茯神、当归身、五味子。

参苓白术散(《太平惠民和剂局方》)：莲子肉、薏苡仁、砂仁、桔梗、扁豆、茯苓、人参、甘草、白术、山药。

炙甘草汤(《伤寒论》)：炙甘草、生姜、人参、生地黄、桂枝、阿胶、麦冬、麻仁、大枣。

治风黄芪汤(《秘传眼科龙木论》)：黄芪、防风、远志、地骨皮、人参、茯苓、大黄、知母。

知柏地黄丸(《医方考》)：熟地黄、山药、山茱萸、丹皮、茯苓、泽泻、知母、黄柏。

驻景丸(《银海精微》)：楮实子、枸杞子、五味子、制乳香、川椒、人参、熟地黄、肉苁蓉、菟丝子。

驻景丸加减方(《中医眼科六经法要》)：菟丝子、楮实子、茺蔚子、枸杞子、车前子、木瓜、寒水石、紫河车、生三七、五味子。

九　画

除风清脾饮(《审视瑶函》)：陈皮、连翘、防风、知母、玄明粉、黄芩、玄参、黄连、荆芥穗、大黄、桔梗、生地黄。

除湿汤(《眼科纂要》)：滑石、茯苓、荆芥、防风、黄芩、黄连、陈皮、枳壳、车前子、木通、甘草、连翘。

除风益损汤《原机启微》：熟地黄、白芍、当归、川芎、藁本、前胡、防风。

养阴清肺汤(《重楼玉钥》)：麦冬、地黄、玄参、甘草、贝母、丹皮、薄荷、白芍。

将军定痛丸(《审视瑶函》)：黄芩、僵蚕、陈皮、天麻、桔梗、煅青礞石、白芷、薄荷、大黄、半夏。

十　画

柴葛解肌汤(《医学心悟》)：柴胡、葛根、甘草、芍药、黄芩、知母、生地黄、丹皮、贝母。

柴胡散(《审视瑶函》)：柴胡、防风、赤芍药、荆芥、羌活、桔梗、生地黄、甘草。

柴胡疏肝散(《医学统旨》)：陈皮、柴胡、川芎、香附、枳壳、芍药、炙甘草。

桂枝汤(《伤寒论》)：桂枝、芍药、甘草、生姜、大枣。

逍遥散(《太平惠民和剂局方》)：当归、芍药、柴胡、茯苓、白术、甘草、煨姜、薄荷。

桃红四物汤(《医宗金鉴》)：白芍、当归、熟地黄、川芎、桃仁、红花。

消风散(《和剂局方》)：荆芥穗、羌活、防风、川芎、白僵蚕、蝉蜕、茯苓、陈皮、厚朴、人参、甘草、藿香叶。

涤痰汤(《济生方》)：制南星、制半夏、枳实、茯苓、橘红、石菖蒲、人参、竹茹、甘草。

桑白皮汤(《审视瑶函》)：桑白皮、泽泻、玄参、甘草、麦冬、黄芩、旋覆花、菊花、地骨皮、桔梗、茯苓。

益气聪明汤(《原机启微》)：蔓荆子、人参、葛根、升麻、黄芪、黄柏、芍药、炙甘草。

十 一 画

黄连羊肝丸(《中国药典》)：黄连、胡黄连、黄芩、黄柏、龙胆、柴胡、青皮、木贼、密蒙花、茺蔚子、决明子、石决明、夜明砂、鲜羊肝、蜂蜜。

黄连解毒汤(《外台秘要》)：黄连、黄芩、黄柏、栀子。

黄连阿胶汤(《伤寒论》)：黄连、黄芩、芍药、鸡子黄、阿胶。

绿风羚羊饮(《医宗金鉴》)：玄参、防风、茯苓、知母、黄芩、细辛、桔梗、羚羊角、车前子、大黄。

羚羊角汤(《圣济总录》)：羚羊角、桑白皮、木通、旋覆花、玉竹、茯神、升麻。

清瘟败毒饮(《疫疹一得》)：生石膏、生地黄、乌犀角、黄连、栀子、桔梗、黄芩、知母、玄参、连翘、丹皮、鲜竹叶、甘草。

清营汤(《温病条辨》)：犀角、生地黄、玄参、竹叶、麦冬、丹参、黄连、银花、连翘。

银翘散(《温病条辨》)：连翘、金银花、苦桔梗、薄荷、竹叶、生甘草、荆芥穗、淡豆豉、牛蒡子。

通窍活血汤(《医林改错》)：赤芍、桃仁、红花、老葱、生姜、大枣、麝香、黄酒。

十 二 画

普济消毒饮(《东垣试效方》)：牛蒡子、黄芩、黄连、甘草、桔梗、板蓝根、马勃、连翘、玄参、升麻、柴胡、陈皮、薄荷、僵蚕、前胡。

疏肝解郁生津汤(《中医眼科临床实践》)：当归、赤芍、茯苓、白术、丹参、白芍、银柴胡、麦冬、天冬、生地黄、五味子、陈皮、甘草。

散风除湿活血汤(《中医眼科临床实践》)：羌活、独活、防风、当归、川芎、赤芍、鸡血藤、前胡、苍术、白术、忍冬藤、红花、枳壳、甘草。

温胆汤(《三因极一病证方论》)：茯苓、半夏、甘草、枳实、竹茹、陈皮。

犀角地黄汤(《备急千金要方》)：犀角、生地黄、芍药、牡丹皮。

滋阴降火汤(《审视瑶函》)：生地黄、当归、川芎、熟地黄、黄柏、知母、麦冬、白芍、黄芩、柴胡、甘草梢。

滋阴退翳汤(《眼科临床笔记》)：知母、生地黄、玄参、麦冬、蒺藜、菊花、木贼、菟丝子、蝉蜕、青葙子、甘草。

滋阴地黄汤(《东垣十书》)：当归、生地黄、熟地黄、枳壳、天冬、柴胡、五味子、黄连、地骨皮、黄芩、党参、甘草。

十 三 画

解毒凉血汤(《中医眼科临床实践》)：金银花、蒲公英、天花粉、连翘、赤芍、犀角、丹皮、生地黄、枳壳、龙胆草、大黄、荆芥、防风、甘草。

新制柴连汤(《眼科纂要》)：柴胡、黄连、荆芥、防风、黄芩、芍药、蔓荆子、木通、甘草、栀子、龙胆草。

十 五 画

镇肝熄风汤(《医学衷中参西录》)：牛膝、生赭石、生龙骨、生牡蛎、龟板、杭白芍、玄参、天冬、川楝子、生麦芽、茵陈、甘草。

增液汤(《温病条辨》)：玄参、生地黄、麦冬。

附录

229